V&R

Ulrike Schäfer
Eckart Rüther
Ulrich Sachsse

Borderline-Störungen

Ein Ratgeber für Betroffene und Angehörige

Mit 9 Abbildungen

2. Auflage

Vandenhoeck & Ruprecht

Bibliografische Information der Deutschen Nationalbibliothek

Die Deutsche Nationalbibliothek verzeichnet diese Publikation in der Deutschen Nationalbibliografie; detaillierte bibliografische Daten sind im Internet über <http://dnb.d-nb.de> abrufbar

ISBN 978-3-525-46249-2

Umschlagfoto: © John Schlesinger

Printed in Germany.
Satz: Text & Form, Garbsen.
Druck und Bindearbeit: ⊕ Hubert & Co

Gedruckt auf alterungsbeständigem Papier.

Inhalt

Vorwort:
Warum und wofür dieser Ratgeber? 9

Was heißt »Borderline«? 13

Wie erlebt der Betroffene seine Störung? 15

Das Problem der Klassifikation 19
Diagnostische Kriterien nach DSM-IV 19
Diagnostische Kriterien nach ICD-10 26

Die Symptome im Einzelnen 28
Angst 32
Dissoziative Phänomene 34
Selbstverletzendes und selbstschädigendes
Verhalten 35
Psychoseähnliche Symptome 38
Essstörungen 38
Sucht 40
Suizidalität 41

Wie ist der Verlauf der Borderline-Störung?
Wie häufig tritt sie auf?
Welche Prognose hat sie? 43

Abwehrmechanismen 45

Ursachen und Entstehungsbedingungen 50
- Einfluss der Persönlichkeitsentwicklung 50
- Temperamentsfaktoren 51
- Neurobiologie 53
- Trauma 55
- Die biosoziale Theorie von Linehan 57
- Die psychoanalytische Theorie zur Borderline-Persönlichkeitsstörung 58

Zusammenfassung 60

Diagnostik (Untersuchung) – Wie wird eine Borderline-Störung festgestellt? 62

Umgang des Betroffenen mit seinem Störungsbild – Möglichkeiten der Selbsthilfe 66
- Die Problemanalyse 67
- Erarbeiten von Zielen 69
- Umgang mit Suizidalität und selbstverletzendem Verhalten 70
- Umgang mit Gefühlen 72
- Impulssteuerung 74
- Entspannung und Umgang mit Stress 74
- Verbesserung der sozialen Beziehungen 75
- Umgang mit Essstörungen 76
- Umgang mit Drogen und Alkohol 77
- Umgang mit Traumata 78
- Ressourcenorientiertes Vorgehen 79
- Der Notfallkoffer 81

Behandlungsmöglichkeiten 84
- Verhaltenstherapie 86
- DBT – die dialektisch-behaviorale Therapie 87

Tiefenpsychologische und psychodynamische Psychotherapie ... 90
Vergleich der beiden Therapieformen ... 92
Traumazentrierte Psychotherapie ... 93
Medikamentöse Behandlung ... 100

Borderline-Patienten und ihre Angehörigen ... 105

Welche Möglichkeiten hat der Partner oder Angehörige, auf die Borderline-Verhaltensweisen zu reagieren? ... 109

Gibt es Borderline-Störungen bei Kindern und Jugendlichen? ... 114

Literatur ... 116

Die Autoren ... 118

Vorwort: Warum und wofür dieser Ratgeber?

Die Borderline-Störung ist eine psychische Erkrankung, die sowohl für den Betroffenen* als auch für die Angehörigen ein schwieriges Lebensschicksal darstellt. Sie ist keine Modeerscheinung. Erste Beschreibungen des Störungsbildes gehen bis ins 17. Jahrhundert zurück, dennoch ist erst seit Ende des 20. Jahrhunderts die Borderline-Störung als Erkrankung international anerkannt und hat Eingang in die internationalen Klassifikationen der Erkrankungen gefunden.

Sowohl für die Betroffenen als auch für die Angehörigen bedeutet diese psychische Störung eine immense Herausforderung. Für Verwandte, Freunde, Partner, Eltern und Kinder sind die Verhaltensweisen, insbesondere die Kommunikationsstörungen und die starken Stimmungsschwankungen des Betroffenen, zum Teil ebenso unverständlich und auch belastend wie für den Betroffenen selbst. Das führt zu Verwirrungen auf beiden Seiten. Enttäuschungen, Verletzungen, das Gefühl, brüskiert und frustriert zu werden, vor den Kopf gestoßen zu sein und Verzweiflung sind typische Reaktionen auf Seiten der Angehörigen, die wiederum zu vermehrten Verlustängsten und Trennungserfahrungen für die Betroffenen auf der anderen Seite führen.

---

* Zur besseren Lesbarkeit werden nur die männlichen Formen (der Patient, der Betroffene, der Therapeut etc.) verwendet. Die weiblichen sind selbstverständlich mitgemeint.

Dieser Ratgeber hat das Ziel, Informationen zu dem Störungsbild *Borderline* zu geben, damit auf beiden Seiten ein besseres Verständnis für die Erkrankung entsteht.

Das Wort *Borderline* hat in den letzten Jahren eine Inflation erfahren. Es ist zum Missbrauch des Begriffs gekommen, um Verhaltensweisen oder Auffälligkeiten zu pathologisieren oder zu etikettieren. Eine Entstigmatisierung ist vonnöten. Borderline ist kein Schimpfwort, sondern eine ernst zu nehmende psychiatrische Erkrankung, ein psychisches Störungsbild.

Hier werden Informationen zur Entstehung, zur Entwicklung der gestörten Gefühlsregulierung, insbesondere der Impulskontrolle, des Schwarz-Weiß-Denkens, der gegensätzlichen Affekte und häufigen Wutausbrüche gegeben. Es werden sowohl biologische Ursachen wie auch psychische Bedingungen – insbesondere erlittene Traumata (zum Beispiel Missbrauchserfahrungen) – erläutert. Die unterschiedlichen Beschwerden bei der Borderline-Störung werden ausführlich dargestellt. Sie kann auch als Überlebensstrategie entwickelt worden sein, denn unter bestimmten Lebensbedingungen kann es die beste Lösung sein, eine Borderline-Symptomatik zu entwickeln (das ist zum Beispiel der Fall, wenn ein Kind schwer traumatisiert wurde).

Es werden die Folgen und Auswirkungen dieses Störungsbildes für die eigene Entwicklung – insbesondere unter Berücksichtigung der familiären und beruflichen Situation – aufgezeigt. Gleichwohl muss ein Ratgeber immer vereinfachen. Individuelle, subjektive Situationen stellen sich oftmals anders dar. Dennoch kann durch eine sachliche Aufklärung der Betroffene Experte seiner eigenen Erkrankung werden.

Welche vielfältigen Bewältigungsstrategien, Möglichkeiten zur Selbsthilfe, verschiedenen Therapieansätze und

Umgangsmöglichkeiten für die Angehörigen bestehen, wird ausführlich erläutert. Ziel ist es, dass der Borderline-Betroffene lernt, die Verantwortung für sein Leben zu übernehmen, Chancen der Veränderungen aufgreift und den Mut findet, mit Hilfe einer Therapie mit seiner Erkrankung so umzugehen, dass beeinträchtigende Entwicklungen vermieden werden.

Hilfestellungen für Angehörige im Umgang mit Borderline-Betroffenen werden gegeben. Das ist eine Gratwanderung zwischen dem Wunsch zu helfen, den Betroffenen aber gleichwohl in seiner Verantwortlichkeit zu stärken, ihn in seiner Krankheitsbewältigung zu unterstützen, ohne dass sich der Angehörige selbst in den Borderline-Teufelskreis der Abhängigkeit begibt.

Das Buch kann und will keine Psychotherapie ersetzen. Wie bei körperlichen Erkrankungen gilt auch bei psychischen Störungen: Ein informierter Patient und ein aufgeklärter Angehöriger können Therapieangebote besser nutzen und Heilungskräfte besser mobilisieren und ausschöpfen. Auf diese Art und Weise tragen sie zu einer erfolgreicheren Behandlung und Bewältigung des Störungsbildes bei.

Ulrike Schäfer
Eckart Rüther
Ulrich Sachsse

Was heißt »Borderline«?

Das Wort *Borderline* kommt aus dem Englischen und heißt soviel wie *Grenzland* oder *Grenzlinie*. Darunter wurde zunächst verstanden, dass die Borderline-Störung »ein Grenzfall zwischen Neurose und Psychose« ist. Bei Borderline-Störungen kommt es zu einem ständigen Wechsel von Gefühlen und Verhalten. Es fehlt eine dauerhafte Stabilität im eigenen Erleben und im Bezug zur Außenwelt.

Lange bevor die Diagnose überhaupt feststeht, merkt der Betroffene selbst, dass etwas mit ihm nicht stimmt.

Borderline-Störungen entstehen dann, wenn Lebensaufgaben und Bewältigungsmöglichkeiten nicht übereinstimmen oder Bewältigungsstrategien für die jeweilige Lebensaufgabe nicht verfügbar sind. Je nach Lebensalter sind unterschiedliche Aufgaben zu bewältigen (zum Beispiel Ausbildung, Partnersuche, Berufsfindung) und die Bewältigungsmöglichkeiten sind von der jeweiligen Entwicklung abhängig.

Viele *Irrtümer* sind zur Borderline-Störung verbreitet:

- Die Borderline-Störung ist immer gleich, alle von der Borderline-Störung Betroffenen verhalten sich ähnlich gestört.
- Einmal von der Borderline-Störung betroffen, heißt lebenslang von der Störung betroffen zu sein, eine Besserung ist nicht möglich.
- Borderline-Betroffene haben immer in der Kindheit ein Trauma erlebt, insbesondere ein sexuelles Trauma.

- Mit betroffenen Borderline-gestörten Menschen kann man nicht über ihre Erkrankung reden.
- Die Ursache der Borderline-Störung liegt in einer gestörten Familienkonstellation.
- Medikamente helfen nicht und würden den Betroffenen in eine Abhängigkeitserkrankung bringen.
- Psychotherapie hilft bei der Borderline-Störung nicht.
- Borderline-Patienten sind nicht in der Lage, berufstätig zu sein.
- Borderline-Patienten können für ihr Handeln und Tun nicht verantwortlich gemacht werden.
- Selbstverletzendes Verhalten ist gleichbedeutend mit Borderline-Störung.

Eine Diagnose zu stellen, insbesondere die der Borderline-Störung, birgt immer die Gefahr der *Stigmatisierung*: Die von der Borderline-Störung Betroffenen fühlen sich nach der Diagnosestellung ausgegrenzt oder pathologisiert. Es besteht die Gefahr der *Etikettierung*, als »nicht normal« oder »defekt« angesehen zu werden. Damit verbunden ist die Gefahr, in ein soziales Abseits zu geraten, von der Gesellschaft ausgeschlossen zu werden. Andererseits dient die Diagnose aber dazu, sich zu orientieren, sich international zu verständigen, insbesondere auch, wenn es um Forschungen geht, und hier besonders um therapierelevante Forschung.

Wie erlebt der Betroffene seine Störung?

»Nachdem mir zunächst Ärzte die Diagnose Depression, dann Bulimie, schizoaffektive Psychose und eine Alkoholabhängigkeit diagnostiziert hatten, haben sie nun bei mir die Diagnose Borderline gestellt. Ich bin 26 Jahre, habe meine Ausbildung abgebrochen, verschiedene Psychotherapien abgebrochen und nun warte ich auf einen Platz auf einer Spezialstation, damit ich meine »Borderline-Störung« behandeln lassen kann. Ich selber halte mich nicht mehr aus, weiß oft gar nicht, wie ich mich fühle, oft habe ich eine schreckliche Wut, dann wieder schreckliche Angst, insbesondere dass mich mein Freund verlässt. Wenn ich mich selber nicht aushalte, wie soll er mich aushalten? Manchmal hasse ich ihn, dann wiederum habe ich schreckliche Angst vor dem Alleinsein und klammere mich an ihn. Wenn ich ihm wieder eine Szene gemacht habe, tut es mir hinterher leid, ich schäme mich schrecklich dafür. Manchmal fühle ich mich so unter Druck, da hilft nur eins: sich schneiden. Hinterher geht es mir besser, die Spannung ist weniger. So kann es nicht weitergehen. Oft habe ich das Gefühl, nicht mehr leben zu wollen. Wenn doch nur endlich Schluss mit diesem ständigen Hin und Her wäre. Ich halte es mit mir selber nicht aus, vielleicht hilft jetzt die Therapie, bin ich überhaupt krank?«

So oder so ähnlich sind oft Schilderungen von Borderline-Patienten. Sie haben häufig eine Odyssee verschiedener Behandlungen hinter sich, bis die richtige Diagnose gestellt wird. Hier ist nur eine vereinfachte Darstellung möglich, individuelle Lebenssituationen sind schwierig zu beschreiben, meist auch für die Betroffenen selbst. Dennoch wollen wir versuchen, die wichtigsten Beschwerden und Gefühle wiederzugeben, wie sie uns Patienten genannt haben.

Oft leiden Borderline-Patienten an einem »inneren

Chaos«, sie haben ausgeprägte Stimmungsschwankungen, fühlen sich höchst angespannt. Ihre Gefühle beziehungsweise Emotionen schwanken zwischen Liebe und Hass, Grautöne werden nicht zugelassen.

Die Wahrnehmung von Reizen sowohl interner als auch externer Art ist sehr sensibel und ausgeprägt, entsprechend intensiv sind die Reaktionen: Es kommt häufig zu Verhaltensweisen, die Außenstehende brüskieren und verletzen.

Die dahinter stehende Angst der Betroffenen wird selten wahrgenommen. In erster Linie ist es die Angst vor dem Alleinsein. Sie haben Wünsche nach Nähe, Wärme und Verständnis. Gleichzeitig wird die Nähe schnell als bedrohlich erlebt und muss dann zerstört werden.

Das Gefühl der inneren Leere, ein hoher Anspannungszustand, verbunden mit Unruhe, führen zur Erschöpfung und zu depressiven Verstimmungen, die mit Suizidalität (Gedanken an Selbsttötung und Selbsttötungsversuche) einhergehen.

Viele Borderline-Patienten reagieren auf höchste innere Anspannung mit *selbstverletzendem Verhalten*, zum Beispiel indem sie sich schneiden oder ritzen. Oft führt dies zwar zur Spannungsabfuhr, verstärkt aber das selbstverletzende Verhalten, was zu Schuldgefühlen führen kann, die wiederum zu einer erhöhten Anspannung führen. Es kann somit ein Teufelskreis aus Anspannung und Selbstverletzung entstehen. Oder der Borderline-Patient flüchtet sich in Alkoholexzesse und Drogenmissbrauch, die ebenfalls zur Spannungsabfuhr eingesetzt werden.

Für die Betroffenen selbst ist es ausgesprochen schwierig, mit diesen Schwankungen und verschiedensten Verhaltensweisen zu leben. Häufig stellen sich Scham- und Schuldgefühle ein, das Selbstwertgefühl sinkt.

Die vielfältigen Beschwerden sind facettenreich und

ständig wechselnd. Viele Patienten erleben sich innerlich nicht als Einheit. Sie empfinden sich so verschieden, als ob die Anteile ihrer Identität nebeneinander stünden. Letztendlich fühlen sie sich absolut verunsichert in ihrer eigenen Identität, was ein quälender Zustand ist.

Manche Borderline-Patienten flüchten aus der Realität in eine Traumwelt, was Fachleute *Dissoziation* nennen. Gelegentlich bilden sich auch psychoseähnliche Symptome, bei denen die Wahrnehmung keinen Bezug mehr zur Realität aufweist.

Die Vorstellung, dass durch den Tod diese unerträglichen Belastungen ein Ende haben könnten, führt zur Suizidalität. Es kommt zu Selbsttötungsvorstellungen bis hin zu Selbsttötungshandlungen.

Es ist nicht schwer, sich vorzustellen, dass Borderline-Patienten aufgrund dieser starken emotionalen Schwankungen, der existentiellen Angst und den höchsten Anspannungen an Erschöpfung leiden.

Da so vieles für Borderline-Patienten nicht vorhersehbar ist, so chaotisch, so wechselhaft, ist es verständlich, dass sie ein erhöhtes Kontrollbedürfnis haben. Die Kontrolle über andere Menschen, über körperliche Funktionen wie beispielsweise Hunger und Nahrungsaufnahme, wird als Kompensation eingesetzt.

Unschwer lässt sich vorstellen, dass nicht nur der Leidensdruck für die Betroffenen immens ist, sondern auch für deren Angehörige, die diesen ständig wechselnden Verhaltensweisen und Befindlichkeiten ausgesetzt sind. Angehörige fühlen sich verunsichert, abgelehnt und geraten so in einen Teufelskreis: Einerseits sind sie bestrebt, den Borderline-Betroffenen zu unterstützen und ihm zu helfen, sie wollen ihm eine andere Erfahrung ermöglichen als die des Verlassenwerdens, spüren aber selbst über kurz oder lang, dass sie am Ende ihrer eigenen Kräfte angelangt sind. Mit Verlassen beziehungsweise Trennung zu drohen, führt bei dem Borderline-Betroffenen zu so großen Ängsten, dass er entweder vermehrt klammert oder sich seine Zuneigung in blinden Hass wandelt. Kein Mittel bleibt dann ausgespart, es kann zu körperlichen Auseinandersetzungen kommen, unter Umständen ist sogar Polizeieinsatz erforderlich.

Die Angehörigen von Borderline-Patienten sind maximal gefordert. Insbesondere müssen sie unbedingt ihr eigenes Selbstbild bewahren. Das kann schwer werden, wenn der Borderline-Patient auf der einen Seite dem Angehörigen schreckliche Dinge unterstellt und das auch so überzeugend vorträgt, dass Zweifel kaum möglich sind. Auf der anderen Seite wird derselbe Angehörige mit überschwänglichen Komplimenten zugeschüttet, es gibt eben für den Borderline-Patienten nur Schwarz oder Weiß, Liebe oder Hass. Diese turbulenten Beziehungen sind für Nicht-Betroffene nur sehr schwer auszuhalten, oft sind sie selbst am Rande ihrer Erschöpfung und müssen mühsam lernen, die Verhaltensweisen des Borderline-Betroffenen in dessen eigene Verantwortung zu legen und die eigenen Grenzen zu wahren.

Was der Borderline-Patient erlebt:
- Stimmungsschwankungen
- Wut, Aggressionen, Ängste, Gefühl der Leere
- Schwarz-Weiß-Denken
- Selbstverletzungen
- Suizidideen, Suizidversuche
- Alkoholexzesse, Drogenmissbrauch
- Essattacken
- Erschöpfungsanzeichen, Depressionen

Das Problem der Klassifikation

Es wird zwischen zwei Klassifikationssystemen unterschieden: zum einen das DSM-IV (Diagnostic and Statistical Manual), das psychische Störungen nach der American Psychiatric Association (APA) einteilt, und zum anderen die ICD-10 (International Classification of Diseases), eine Klassifikation der Weltgesundheitsorganisation (WHO).

Diagnostische Kriterien nach DSM-IV

DSM-IV-Merkmalskatalog der Borderline-Störung:
Ein tiefgreifendes Muster von Instabilität in zwischenmenschlichen Beziehungen, im Selbstbild und in den Affekten sowie von deutlicher Impulsivität. Der Beginn liegt im frühen Erwachsenenalter und manifestiert sich in den verschiedenen Lebensbereichen. Mindestens 5 der folgenden Kriterien müssen erfüllt sein:

1. Verzweifeltes Bemühen, tatsächliches oder vermutetes Verlassenwerden zu vermeiden.
2. Ein Muster instabiler, aber intensiver zwischenmenschlicher Beziehungen, das durch einen Wechsel zwischen den Extremen der Idealisierung und Entwertung gekennzeichnet ist.
3. Identitätsstörung: ausgeprägte und andauernde Instabilität des Selbstbildes oder der Selbstwahrnehmung.
4. Impulsivität in mindestens zwei potentiell selbstschädigenden Aktivitäten (Geldausgaben, Sexualität, Substanzmissbrauch, rücksichtsloses Fahren, »Fressanfälle«).
5. Wiederholte suizidale Handlungen, Selbsttötungsandeutungen oder -drohungen oder selbstverletzendes Verhalten.

6. Affektive Instabilität infolge einer ausgeprägten Reaktivität der Stimmung (zum Beispiel hochgradige episodische Dysphorie, Erregbarkeit oder Angst), wobei diese Verstimmungen gewöhnlich einige Stunden oder nur selten mehr als einige Tage andauern.
7. Chronische Gefühle von Leere.
8. Unangemessene, heftige Wut oder Schwierigkeiten, die Wut zu kontrollieren (zum Beispiel häufige Wutausbrüche, andauernde Wut, wiederholte körperliche Auseinandersetzungen).
9. Vorübergehende, durch Belastungen ausgelöste paranoide Vorstellungen oder schwere dissoziative Symptome.

(aus: Kernberg, Dulz u. Sachsse 2001)

Zu 1: Verzweifeltes Bemühen, tatsächliches oder vermutetes Verlassenwerden zu vermeiden

Ähnlich wie es einem fünf Jahre alten Kind ergehen mag, wenn es mitten in einer Großstadt von den Eltern verloren geht, so fühlen sich Menschen mit Borderline-Symptomatik fast fortwährend. Sie sind ängstlich, geraten in Panik bei der Vorstellung, allein gelassen zu werden. Sobald Freunde, Partner oder Angehörige etwas tun, was für Borderline-Patienten auf eine Trennung hindeuten könnte oder was sie als ein Signal für eine Trennung interpretieren (was aber unter Umständen gar nicht so gemeint ist), geraten Borderline-Patienten in einen ausgeprägten Angstzustand. Einerseits kann es zu verzweifeltem Bitten und Anklammern kommen, andererseits können heftigste Wutausbrüche auftreten. Anlässe, die solche Verlassenheitsängste auslösen, können banal sein. Der Anruf des Freundes, dass er sich am Abend zum Essen verspätet, da er noch eine wichtige Arbeitsbesprechung hat, kann dazu führen, dass die von der Borderline-Störung betroffene Freundin mutmaßt, dass er sie verlassen wird, dass es ihm nicht wichtig ist, mit ihr essen zu gehen, und so weiter. Borderline-Betroffene können nicht immer über ihre Verlassenheitsängste sprechen, sondern zeigen diese eher in unangemessen wütendem Verhalten.

Zu 2: Ein Muster instabiler, aber intensiver zwischenmenschlicher Beziehungen, das durch einen Wechsel zwischen den Extremen der Idealisierung und Entwertung gekennzeichnet ist.

Borderline-Betroffene suchen in ihrem Partner oder nahen Mitmenschen jemanden, der ihnen das geben soll, was sie sich selbst nicht geben können, wie zum Beispiel Selbstachtung und Anerkennung. Sie erwarten unerschöpfliche Liebe und Wertschätzung, auch um ihrem Gefühl der Leere zu entgehen. Die Bedürftigkeit nach Nähe und Liebe kann für den Angehörigen zur Falle werden. Die Selbstachtung des Borderline-Betroffenen ist so gering, dass er sich nicht vorstellen kann, dass ein anderer ihn wertschätzt oder gar liebt, so dass sie vermuten, dass letztlich der Partner sie verlassen wird und sie doch nicht liebt. Kommt es aufgrund der erheblichen Beziehungsprobleme zu einer Trennung, so bewahrheiten sich diese Ängste und es folgen Wutausbrüche und heftigste Vorwürfe bis hin zu Racheplänen. Es entsteht somit ein Beziehungsdilemma: Borderline-Patienten wünschen sich verzweifelt Nähe und Liebe, verhalten sich aber so, dass sich andere oft von ihnen abgestoßen fühlen. Für den Borderline-Betroffenen selbst und für seine Angehörigen oder Partner sind dies leidvolle Erfahrungen.

Die Borderline-Betroffenen verehren oder idealisieren einerseits den Partner oder aber sie entwerten ihn und aus dem idealisierten Helden wird der größte Verbrecher. Borderline-Betroffene haben Schwierigkeiten, gute und schlechte Eigenschaften, die jeder von uns hat, in einer Person zu vereinbaren. Je nach aktueller Verhaltensweise des Partners wird er zum Heiligen oder zum Schurken. Es gibt keine Zwischentöne, kein Sowohl-als-auch.

Zu 3: Identitätsstörung: ausgeprägte und andauernde Instabilität des Selbstbildes oder der Selbstwahrnehmung.

Im Laufe der Persönlichkeitsentwicklung entwickelt sich meist bis zum 20. Lebensjahr ein gefestigtes Selbstbild. Darin fließen positive wie negative Einschätzungen und Wertvorstellungen, Abneigungen, moralische Überzeugungen, Meinungen und Einstellungen ein. Bei Borderline-Patienten ist diese Identität nicht abgeschlossen, sie erleben kein eigenes Selbst. Viele Borderline-Betroffene beschreiben es so, dass sie nicht wissen, wer sie eigentlich sind. Je nach Umgebung, nach Gesellschaft, nach Bedingungen erleben Sie sich ganz unterschiedlich, ihnen fehlt die Kontinuität von Identität. Widersprüchliche Selbstbilder, die nebeneinander stehen und nicht miteinander vereinbar sind, führen für Borderline-Betroffene zur Konfusion. Auch kann diese Identitätsschwäche dazu führen, dass der Borderline-Betroffene sich als hilfloses Opfer fühlt, der durch sein eigenes Verhalten keinen Einfluss hat. Er kann seinen eigenen Anteil an den Interaktionsprozessen nicht wahrnehmen, fühlt sich ihnen hilflos ausgeliefert.

Zu 4: Impulsivität in mindestens zwei potentiell selbstschädigenden Aktivitäten (zum Beispiel Geldausgaben, Sexualität, Substanzmissbrauch, rücksichtsloses Fahren, »Fressanfälle«).

Impulse sind eine normale menschliche Regung, wobei die meisten Menschen ihre Impulse steuern können. Es wird unter Umständen auf die unmittelbare Befriedigung der Bedürfnisse verzichtet, insbesondere dann, wenn sie negative Langzeitfolgen mit sich brächten.

Dieses Vermögen ist bei Borderline-Betroffenen eingeschränkt. Sie können ihren Impulsen nicht widerstehen oder sie nicht ausreichend kontrollieren. Impulsives Verhalten wie »Fressanfälle«, häufige sexuelle Kontakte, maßloses Kaufverhalten, Alkoholmissbrauch oder Drogenmissbrauch sind Beispiele impulsiven Verhaltens. Impulsives Verhalten kann auch dazu dienen, die unerträgliche innere Leere aushaltbar zu machen. Es werden intensive Reize gesucht, auch und gerade riskante, potentiell schädliche.

Zu 5: Wiederholte suizidale Handlungen, Selbsttötungsandeutungen oder -drohungen oder selbstverletzendes Verhalten.

8 bis 10 Prozent aller Menschen mit Borderline-Störungen töten sich selbst. Darin sind noch nicht diejenigen eingeschlossen, die durch riskantes Verkehrsverhalten, insbesondere unter Alkoholeinfluss, tödlich verunglücken. Selbsttötung scheint für viele Borderline-Patienten die letzte Möglichkeit zu sein, ihren eigenen Gefühlszustand zu verändern und den erheblichen emotionalen Leidensdruck zu mindern.

Die Androhung einer Selbsttötung kann auch dazu führen, dass dem Borderline-Betroffenen mehr Zuwendung und Aufmerksamkeit geschenkt wird, was zu einer Minderung seines Leidensdrucks führen kann.

Selbstverletzendes Verhalten wie Schneiden, Ritzen, Brennen, Kratzen der Haut oder Haareausreißen geschieht ohne suizidale Absicht. Das selbstverletzende Verhalten wird oft eingesetzt zur Spannungsabfuhr oder um den Körper wieder zu spüren. In Situationen der Wut, der Trauer und Einsamkeit kommen Selbstverletzungen häufig vor. Selbstverletzungen führen zur Freisetzung körpereigener Opiate, die ein Gefühl des Wohlbefindens hervorrufen. Auf diese Weise kommt es quasi zur biologischen Belohnung durch Selbstverletzungen, was die Auftretenswahrscheinlichkeit erhöht. Selbstverletzungen sind so gesehen paradoxerweise das Gegenteil von Selbsttötungsversuchen: Sie sind Selbstbelebungsversuche.

Zu 6: Affektive Instabilität in Folge einer ausgeprägten Reaktivität der Stimmung (zum Beispiel hochgradige episodische Dysphorie, Erregbarkeit oder Angst), wobei diese Verstimmungen gewöhnlich einige Stunden und nur selten mehr als einige Tage andauern.

Bei Borderline-Betroffenen kann es innerhalb weniger Stunden zu starken Stimmungsschwankungen kommen, die von intensiver Wut bis zu Depressionen reichen können. Reizbarkeit und Ängstlichkeit können in extremem Maß auftreten. Sowohl für die Betroffenen als auch für die Angehörigen sind diese unberechenbaren Stimmungsschwankungen erschöpfend. Die affektive Instabilität als ausgeprägte Reaktivität der Stimmung rührt aus einer hohen Sensibilität gegenüber Reizen. Die Erregung klingt nur langsam ab. Borderline-Patienten reagieren schon auf schwache Reize mit intensiven Gefühlen. Es kommt zu plötzlich aufschießenden, kurzwelligen extremen Stimmungsschwankungen. Auslöser sind oft reale oder angenommene Erfahrungen von Verlassenwerden und Zurückweisung, aber auch Nähe oder Erotik wird immer wieder als bedrohlich erlebt. Es spiegelt sich hier der ungelöste Konflikt zwischen dem Bedürfnis nach Bindung und Vertrautheit auf der einen Seite und der Angst vor Autonomieverlust und ohnmächtiger Abhängigkeit auf der anderen Seite wider.

Zu 7: Chronische Gefühle von Leere

Borderline-Betroffene haben das Gefühl innerer Leere, welches zur Abhängigkeit von Partnern führt, die ihm die fehlende Orientierung geben sollen. Sie erleben kein Ich-Gefühl. Alleinsein führt beim Borderline-Patienten zu dem Gefühl, nicht zu wissen, wer er eigentlich ist. Ohne den Anderen, ohne ihn oder sie, hat er das Gefühl, er existiert gar nicht. Der Partner soll ihm die Orientierung geben, was er zu tun hat und was er zu lassen hat.

Zu 8: Unangemessene, heftige Wut oder Schwierigkeiten, die Wut zu kontrollieren (zum Beispiel häufige Wutausbrüche, andauernde Wut, wiederholte körperliche Auseinandersetzungen).

Borderline-Betroffene können mit heftigsten intensiven Wutanfällen reagieren, die unberechenbar sind und sich jeglichen logischen Argumenten verschließen. Die Wut kommt rasend schnell, sie kann aber ebenso schnell wieder verschwinden.

Zu 9: Vorübergehende, durch Belastungen ausgelöste paranoide Vorstellungen oder schwere dissoziative Symptome.

Während eines dissoziativen Zustands kommen sich Borderline-Betroffene unwirklich vor, sie fühlen sich »wie neben sich stehend«, losgelöst oder betäubt. Es gibt unterschiedlichste Intensitäten von Dissoziationen. Oft dient die Dissoziation als Mittel, um äußerst schmerzhaften Gefühlen oder quälenden Situationen zu entkommen.

Diagnostische Kriterien nach ICD-10

Bei der ICD-10 finden sich die Borderline-Störungen unter dem Kapitel »Persönlichkeitsstörungen«, insbesondere »emotional instabile Persönlichkeitsstörungen«. Dies deutet auf die Hauptbeschwerden der emotionalen (gefühlsmäßigen) Stimmungsschwankungen bereits hin.

Die Borderline-Störung ist ein Syndrom, bei dem die Persönlichkeitsstruktur beeinträchtigt ist und es zu verschiedenen Symptomen kommt.

Die Persönlichkeitsentwicklung ist von Temperament und Charakter abhängig. Unter *Temperament* ist eine konstitutionell vorhandene und genetisch determinierte, angeborene Veranlagung zu Reaktionsweisen auf Umweltreize zu verstehen. Insbesondere ist es von dieser Disposition abhängig, wie intensiv emotional (gefühlsmäßig) jemand reagiert. Diese affektiven Reaktionen (gefühlsmäßige Reaktionen) sind entscheidend für die Persönlichkeitsentwicklung. Angeborene Schwellen für die Aktivierung sowohl positiver und angenehmer als auch negativer und schmerzhafter, aggressiver Affekte sind die biologischen Bedingungen der Persönlichkeit. Natürlich stehen diese in unmittelbarer Wechselwirkung mit der Umwelt und werden je nach deren Reaktionsweisen entsprechend geprägt.

Unter dem Begriff des Temperaments werden ebenfalls angeborene Veranlagungen für gedankliche Verarbeitungen (kognitive Organisationen), motorisches Verhalten und geschlechtsspezifische Rollenidentität verstanden. So sind Temperamentsdispositionen wie »Suche nach Neuem«, »Schadensvermeidung«, »Belohnungsabhängigkeit« und »Ausdauer« wichtig.

Unter *Charakter* werden Verhaltensweisen verstanden, die die Ich-Identität zeigen. Diese entwickelt sich aus der

Wahrnehmung des eigenen Selbst und derjenigen der bedeutenden Bezugspersonen.

Aus Temperament und Charakter entwickelt sich die *Persönlichkeit*, wobei es zusätzlich zu einer Integration von Werten, Moral und ethischen Vorstellungen kommt.

In der ICD-10 wird besonders die *Impulsivität* als diagnostisches Kriterium angesehen. Mangelhafte Impulskontrolle und Affektsteuerung, leichte Erregbarkeit bis hin zu gewalttätigem und bedrohlichem Verhalten sind die entscheidenden Kriterien. Kurzschlüssige aggressive Verhaltensweisen, insbesondere als Reaktion auf Kritik und Zurückweisung, sind typisch.

Aufgrund der vielfältigen und facettenreichen Beschwerden bei der Borderline-Störung kommt es zu Fehldiagnosen wie beispielsweise:

- Depressionen
- Angststörungen
- Panikstörungen
- Bulimia nervosa
- Medikamentenabhängigkeit
- Somatisierungsstörungen
- Bipolare Störung

Nicht selten erleben wir Patienten, die bereits eine Reihe von psychiatrischen Störungen diagnostiziert bekommen haben, bis nach Jahren des Umherirrens in den verschiedenen psychiatrischen Versorgungsstrukturen die Diagnose Borderline-Störung gestellt wird.

Die Symptome im Einzelnen

Zentrales Problem der Borderline-Störung ist der Umgang mit Gefühlen und eine Störung der Gefühlsregulation (Affektregulation). Es besteht eine niedrigere Reizschwelle für interne oder externe Reize durch ein erhöhtes Erregungsniveau. Zusätzlich kommt es zu einer verzögerten Rückbildung der Gefühle auf das emotionale Ausgangsniveau. Den Borderline-Betroffenen gelingt es oft nicht, ihre Gefühle differenziert wahrzunehmen, sondern sie erleben sie als lange quälende Spannungszustände. Im Rahmen von diesen Spannungszuständen treten Körperwahrnehmungsstörungen, Schmerzunempfindlichkeit und dissoziative Phänomene auf. Die visuelle Wahrnehmung (das Sehen), der Geruch und das Hören (Akustik) verändern sich. Oft kommt es zu selbstschädigendem Verhalten gegenüber dem eigenen Körper. Auch aggressive Durchbrüche tragen zur Verminderung dieser Spannungszustände bei. Durch die Selbstschädigungen kann sich der Betroffene »wieder selbst spüren« oder er reduziert damit die Spannungszustände. Einige Patienten berichten, dass sie nach Selbstschädigungen eine euphorische, heitere Stimmung erleben. Es ist verständlich, dass dann das selbstschädigende Verhalten häufig, manchmal fast suchtartig, auftritt.

Im zwischenmenschlichen Bereich kommt es zu Schwierigkeiten in der Ausbalancierung von Nähe und Distanz. Einerseits besteht eine ausgeprägte Angst vor dem Alleinsein, Borderline-Patienten erleben ohne Anwesenheit wichtiger Bezugspersonen keine Kontinuität der Beziehung, sie verwechseln quasi die Abwesenheit mit realer Verlassenheit. Das führt dazu, dass sie versuchen, wichtige Bezugspersonen dauerhaft an sich zu binden. Andererseits führt die Wahrnehmung von Nähe und Geborgenheit zu hoher Angst, Schuld oder Scham. Folge sind schwierige Beziehungen mit Trennungs- und Wiederannährungsprozessen.

Diese sich widersprechenden Grundgefühle und Verhaltenschemata sind die auffälligsten Verhaltensmuster bei Borderline-Patienten. Das Bedürfnis nach Geborgenheit und Nähe kann ein Verhalten von Gewalttätigkeit und Zerstörung herbeiführen. Das Bedürfnis nach Unabhängigkeit und Selbständigkeit (Autonomie) führt zu einem ausgeprägtem Wunsch nach bedingungsloser Liebe, gleichzeitig folgen destruktive (zerstörerische) Bedürfnisse. Die Wahrnehmung, jemandem vertrauensvoll zu begegnen, kann die Erwartung provozieren, verlassen zu werden. Auch eigene Leistungen werden, wenn sie als solche überhaupt wahrgenommen werden, beantwortet mit Scham und der Sorge, dass für andere die Minderwertigkeit ihrer Person sichtbar wird.

Auffällig werden Borderline-Patienten im Umgang auch dadurch, dass sie häufig ihre Hilflosigkeit demonstrieren und Unterstützung abverlangen. Sie erwarten, dass ihr Gegenüber ihre Befindlichkeit verbessern könne. Sie verhalten sich wie Kinder oder Frühpubertäre. Das führt meist zu einer Überlastung der unmittelbaren Angehörigen. Andererseits lehnen die Betroffenen die Hilfe häufig ab, da sie die Nähe und den möglichen Einfluss fürchten.

Die unzureichende Wahrnehmung der eigenen Gefühle, eine verzerrte Wahrnehmung des Raum-Zeit-Gefühls, das Gefühl von Fremdheit und ein möglicher Kontrollverlust können zu dissoziativen Phänomenen führen. Wiedererleben von traumatisierenden Ereignissen, die von dem Betroffenen rein gedanklich zwar der Vergangenheit zugeschrieben werden, jedoch in der Gegenwart gefühlsmäßig als real erlebt werden, werden oft ausgeblendet, eben *dissoziiert*, indem der Körper oder die Wirklichkeit quasi verlassen werden.

Ein- und Durchschlafstörungen sowie Alpträume führen zu einer zusätzlichen Beeinträchtigung des Allgemeinbefindens.

Alkohol- und Drogenmissbrauch, ebenso Essstörungen sind häufige begleitende Beschwerden.

Als typisches Merkmal einer Borderline-Störung wird die Schwierigkeit angesehen, positive und negative Vorstellungen von sich selbst und von anderen zu vereinbaren und zu integrieren. Die Fähigkeit, auf eine geliebte Person wütend zu sein und dabei gleichzeitig eine positive Grundeinstellung nicht zu verlieren, fehlt Borderline-Betroffenen. Es gibt nur *Schwarz oder Weiß*, *Entweder-Oder*. Starke Polarisierungen wie Gut oder Böse, Freund oder Feind, Held oder Schurke sind typische Borderline-Merkmale. Grautöne oder ein Sowohl-als-auch können nicht wahrgenommen werden. Diese Polarisierungen sind für Borderline-Patienten hilfreich, denn dahinter steht das ausgeprägte Bedürfnis nach Klarheit und Eindeutigkeit. Kompromisse sind kaum möglich. Außerdem ist Zwiespalt, Widersprüchlichkeit, Ambivalenz einem Menschen gegenüber oft schwerer zu ertragen als ein klarer Hass oder eine blinde Liebe.

Ausgeprägte Affekte, wie aufbrausende Wut, impulsive Reaktionen, haben negative Folgen bei der Arbeit und in Beziehungen. Aggressive Handlungen stoßen das Gegenüber ab. Andererseits können Borderline-Patienten ihren eigenen Anteil an den Konflikten häufig nicht erkennen, sie schieben den »schwarzen Peter« dem anderen zu. Auch das kann als Schutzmechanismus verstanden werden, um sich der Verantwortlichkeit und der Sündenbockrolle zu entziehen und um keine Schuldgefühle haben zu müssen, die sich bis zu Selbsttötungsversuchen steigern können.

Die ausgeprägten Affekte und die anderen Beschwerden beziehunsgweise Symptome wie Suchtstörungen, Essstörungen oder Selbstverletzungen können selbstverständlich als Ruf nach Hilfe interpretiert werden; ein Hilfeschrei von jemandem, der sich dauerhaft überfordert und allein gelassen fühlt. Das macht verständlich, dass das schmerzhafte Gefühl des Verlassen- und Alleinseins, das Gefühl der Leere, sich dann in eine Katastrophe verwandelt, wenn die Trennung von einer wichtigen Bezugsperson real ansteht. Die Trennung wird existentiell: Ohne den Anderen fühlt sich der Borderline-Betroffene nicht lebensfähig.

Oft hat dieses Gefühl seinen Ursprung in der früheren Kindheit. In den ersten Lebensjahren ist es für das Kind existentiell wichtig, sogar überlebenswichtig, dass es eine versorgende Bezugsperson – meist die Mutter – zuverlässig gibt. Die Erfahrung und die Kontinuität einer zuverlässigen, liebevollen und einfühlenden Beziehung in den ersten Lebensjahren ist die Grundvoraussetzung, dass sich ein stabiles Selbstbewusstsein entwickelt. Fehlt dies, so bleibt die starke Sehnsucht nach einer bedingungslosen Liebe, die jedoch von Bezugspersonen im Erwachsenenalter nicht mehr so wie einem Kind in der Kindheit gegeben werden kann.

Das erklärt, warum es bei Borderline-Betroffenen leicht zu instabilen zwischenmenschlichen Beziehungen kommt. Sie sehen zunächst im Gegenüber nur das Gute, idealisieren den Anderen, vertrauen sich ihm bedingungslos an. Bei der ersten Enttäuschung schlägt diese idealisierte Sympathie in tiefe Ablehnung und Hass um. Für den Partner erscheinen Borderline-Betroffene häufig besonders empfindsam, unberechenbar, selbst unkontrolliert, aber andere kontrollierend.

Symptome (Beschwerden) bei Borderline-Störungen:
- Störung der Gefühlsregulation (niedrige Reizschwelle, erhöhtes Erregungsniveau, verzögerte Rückbildung), existentielle Angst, Wut
- Spannungszustände
- Körperwahrnehmungsstörungen (Schmerzunempfindlichkeit, dissoziative Phänomene)
- Selbstschädigendes Verhalten
- Psychoseähnliche Symptome
- Aggressive Durchbrüche (impulsives Verhalten)
- Angst vor dem Alleinsein (Verlassenheitsängste)
- Bedürfnis nach Nähe – Angst vor Nähe (⇨ Probleme in Partnerschaften)
- Dissoziative Phänomene
- Schlafstörungen (Alpträume)
- Alkohol- und/oder Drogenmissbrauch
- Essstörungen

Angst

Angst zählt zu den Hauptbeschwerden bei der Borderline-Störung. Sie wird somit als zentrales Symptom gesehen. Viele Beschwerden der Borderline-Patienten können aus der Situation erklärt werden, dass sie versuchen, ihre großen Ängste abzuwehren.

Angst ist zunächst ein überall verbreitetes Phänomen

im Bereich normaler menschlicher Verhaltensweisen. Angst hat eine schützende Funktion und hat im Laufe der Evolution der Menschheitsgeschichte unser Überleben gesichert. Angst wird nur dann krankhaft, wenn sie zu viel oder zu wenig auftritt.

Angst tritt dann auf, wenn eine wirkliche Bedrohung vorliegt oder wenn sich der Betroffene aufgrund einer erlebten phantasierten Vorstellung bedroht fühlt.

Gesund ist, wer Liebes- und Arbeitsfähigkeit, Genussfähigkeit sowie die Fähigkeit besitzt, Ängste und Depressionen auszuhalten, und wer allein sein kann.

Bei Borderline-Betroffenen besteht eine erhöhte Intoleranz gegenüber Angst. Sie haben unzureichende Angstbewältigungsmöglichkeiten. Sie haben nicht die innere, erwachsene Sicherheit: Das geht vorbei, es wird alles wieder gut.

Eine Angst von Borderline-Betroffenen ist die vor Kontrollverlust bei Phantasien, Bedürfnissen und Gefühlen, zum Beispiel die Angst, von der eigenen Wut überwältigt zu werden. Eine andere Angst ist, das Ich zu verlieren. Bei dieser existentiellen Angst erleben sich die Borderline-Betroffenen als brüchig. Die Angst vor dem Alleinsein und des Verlassenseins, Trennungsängste, Befürchtungen von Beziehungsverlust und Verlassenheitsängste können Folge von traumatischen Trennungserlebnissen sein.

Die Angst vor Selbstverlust kann Folge des intensiven Wunsches nach Nähe (Verschmelzungswunsch) sein. Das Bedürfnis nach intensiver Zuwendung und Nähe, nach Auflösung der Grenzen zwischen dem Selbst und dem Anderen führt gleichsam zur Bedrohung, nämlich das eigene Selbst zu verlieren. Es entsteht daraus die Angst vor Nähe. Es wird somit verständlich, dass Borderline-Betroffene in Situationen großer Nähe häufig mit einem völligen Umschlagen ihrer Gefühle reagieren, als Versuch der Gegenregulierung von Nähe und Distanz und als Versuch, den Selbstverlust zu vermeiden.

Gelegentlich kann diese Angst vor Nähe eine weitere Intensivierung dadurch erfahren, dass der Borderline-Betroffene Angst hat, »verschlungen zu werden«.

Alles macht Angst, aber das Gegenteil macht auch Angst.

Intoleranz gegenüber Angst
und
unzureichende Angstbewältigungsmöglichkeiten

⇨ Angst vor dem Alleinsein
⇨ Angst, verlassen zu werden
⇨ Angst vor Selbstverlust
⇨ Angst vor Nähe
⇨ Angst vor Kontrollverlust

Abbildung 1: Ängste bei einer Borderline-Störung

Dissoziative Phänomene

Dissoziative Phänomene sind *Depersonalisation* (Verlassen des eigenen Körpers), *Derealisation* (Verlassen der Realität), Rückzug in eine Phantasiewelt oder traumähnliche Zustandsbilder. Die alten Kinderbücher »Alice im Wunderland« und »Alice hinter den Spiegeln« schildern solche Fluchten.

Dissoziative Phänomene finden sich meist bei Borderline-Patienten, die ein schweres Kindheitstrauma hatten, wie beispielsweise schwere Deprivation (Vernachlässigung), schwere körperliche Misshandlung oder sexualisierte Gewalt. Die Dissoziationen haben häufig in der

Kindheit dazu gedient, die unfassbare, nicht aushaltbare, traumatische Situation zu »überleben«. Sie dienten als Schutz.

Selbstverletzendes und selbstschädigendes Verhalten

Die häufigste Art der Selbstverletzung ist das Schneiden mit Gegenständen, beispielsweise Scherben, Messern, Scheren oder Rasierklingen, in die Haut der Arme oder Beine, aber auch Verbrennungen mit Zigaretten oder Feuerzeugen kommen oft vor. Seltener sind Selbstverletzungen durch Verbrühen, Verätzen, Stechen oder Kopfschlagen. Die Schwere der Hautverletzungen reicht vom oberflächlichen Schneiden bis hin zu tiefen Verletzungen der Muskulatur bis auf die Knochen. Auch Injektionen von Schmutzwasser in die Blutbahn oder in die Gelenke, Ablassen von Blut oder Eröffnung der Bauchdecke sind möglich.

Selbstverletzendes Verhalten ist jedoch nicht nur bei Patienten mit Borderline-Störungen anzutreffen, es beweist weder eine Borderline-Störung noch eine posttraumatische Belastungsstörung. Dennoch ist es so, dass selbstverletzendes Verhalten häufig bei Borderline-Betroffenen vorkommt und umgekehrt sind Menschen, die sich selbst verletzen, häufig von der Borderline-Störung betroffen.

Oft üben traumatisierte Menschen selbstverletzendes Verhalten aus, insbesondere diejenigen, die sexualisierte Gewalt, körperliche Misshandlungen oder schwere Deprivation (Vernachlässigung) erlebt haben. Es wird meist eingesetzt, um Zustände der Dissoziation zu beenden.

Selbstverletzendes Verhalten ist das »beste Antidissoziativum«. Patienten beschreiben, dass sie sich vor der Selbstverletzung »unter Druck« gefühlt haben und sich danach entlastet fühlen. Häufig geht dem selbstverletzenden Verhalten ein veränderter Bewusstseinszustand, eine Art Trance beziehungsweise Depersonalisation voraus. Die Selbstbeschädigung, der Schmerz, beendet diesen Trancezustand. Es folgt ein Gefühl von Befreiung und Erleichterung. Die entspannende, beruhigende und entlastende Wirkung des selbstverletzenden Verhaltens verstärkt im Sinne eines Lerneffekts (Belohnung) das selbstverletzende Verhalten.

Selbstverletzendes Verhalten ist nicht gleichzusetzen mit Suizidimpulsen. Während bei Suizidimpulsen eher das Gefühl von Verlassenheit und völliger Hoffnungslosigkeit dominiert, ist bei selbstverletzendem Verhalten mehr ein Gefühl des Selbsthasses, der Anspannung oder des depersonalisierten Zustands zu finden. Im Einzelfall können selbstverletzendes Verhalten und Suizidalität gleichzeitig bestehen.

Selbstverletzendes Verhalten kann auch Ausdruck einer Autoaggression oder Selbstbestrafung sein. Insbesondere nach Traumatisierungen, bei denen es dazu gekommen ist, dass das Opfer die Täteranteile in sich aufnimmt und diese in ihm weiterwirken als »innerer Feind«, der von dem Betroffenen Selbstabwertung, Selbstverachtung und Selbstbestrafung fordert, kommt es dazu.

Andererseits kann selbstverletzendes Verhalten dann eingesetzt werden, wenn rascher Stimmungswechsel oder ständig wechselnde Umgebung Ängste bei dem Borderline-Betroffenen hervorrufen, die Kontrolle zu verlieren. Dann dient es dazu, die Kontrolle wiederzuerlangen. Der Schmerz hilft dann dem Betroffenen, sich wiederzufinden.

Möglicherweise zu häufig unterstellt, aber dennoch vorkommend, dient selbstverletzendes Verhalten auch als Flucht vor Situationen, die den Borderline-Betroffenen überfordern. Selbstverletzungen schützen ihn somit vor Überlastungssituationen.

Selbstschädigende Handlungen sind nicht nur begrenzt auf Verletzungen des Körpers, sondern schließen auch potentiell schädigende Verhaltensweisen ein wie beispielsweise vermehrte Geldausgaben (»Kaufrausch«), Diebstähle (Kleptomanie), wahllose, riskante Sexualität mit der Gefahr unterschiedlichster Geschlechtskrankheiten, Hepatitis, Aids und ungewollter Schwangerschaft. Ebenso sind extremes Risikoverhalten (Rasen mit dem Auto, U-Bahn-Surfen, Freehandclimbing) als selbstschädigende Handlungen zu verstehen. Auch »Fressattacken«, exzessiver Alkoholkonsum, Drogenabusus oder Zigarettenrauchen sind selbstschädigende Aktivitäten.

Selbstverletzung:
- Schneiden
- Ritzen
- Verbrennungen

- besonders nach Traumatisierung auftretend
- beendet Zustände der Dissoziation
- macht wieder lebendig
- bei Angst vor Kontrollverlust
- in Überlastungssituationen

selbstschädigendes Verhalten:
- Kaufrausch
- Diebstähle
- Riskante Sexualität
- Extremes Risikoverhalten (z. B. U-Bahn-Surfen)
- Exzessiver Alkoholkonsum oder Rauchen

Abbildung 2: Selbstverletzung und selbstschädigendes Verhalten

Psychoseähnliche Symptome

Häufig ist es schwierig, psychotische Symptome, also Wahrnehmungen, bei denen ein Realitätsverlust vorliegt, von einem Mangel oder einer Fehlerhaftigkeit der Realitätsprüfung zu unterscheiden. Auch die Abgrenzung von Depersonalisationserlebnissen ist problematisch. Diese kommen bei Borderline-Störungen öfters vor; dabei hat der Patient das Gefühl, »neben sich zu stehen«, so als sei er nicht mehr er selbst, er erscheint sich seltsam fremd. Im Unterschied zur psychotischen Symptomatik erlebt der Borderline-Patient die Depersonalisation als etwas Störendes. Er ist nicht wie der psychotische Patient davon überzeugt, dass er tatsächlich von äußeren Mächten beeinflusst wird.

Gleichwohl gibt es bei Borderline-Patienten *vorübergehende psychotische Zustände*. Akut belastende Situationen können auslösend sein. Dies kann das Erleben zu großer Nähe ebenso wie zu großer Distanz sein. Psychotische Symptome können *Halluzinationen* sein. Das sind beispielsweise akustische Wahrnehmungen, die vom Patienten als real, also existent wahrgenommen werden, jedoch nicht vorhanden sind. Borderline-Patienten werden nur selten »völlig verrückt«, leiden also *nicht* an einer Psychose wie etwa einer Schizophrenie.

Essstörungen

Unter Essstörungen werden einerseits die *Anorexie* (*Anorexia nervosa*: Magersucht) und andererseits die *Bulimie* (*Bulimia nervosa*: Ess-Brech-Sucht) verstanden.

Zu Anorexie gehören vermindertes Körpergewicht,

selbst herbeigeführte Gewichtsverluste, Vermeiden von hochkalorischen Speisen, selbst herbeigeführtes Erbrechen und Abführen, übertriebene körperliche Aktivitäten, Gebrauch von Appetitzüglern und wassertreibenden Medikamenten. Ferner besteht eine Körperschemastörung. Die Patienten haben Angst, zu dick zu werden, sie legen für sich eine sehr niedrige Gewichtsschwelle fest. Bei der Anorexie kommt es zu hormonellen Störungen mit dem Hauptsymptom, dass die Monatsblutung ausbleibt (Amenorrhoe).

Bei der Bulimie findet eine dauerhafte Beschäftigung mit Essen statt. Es kommt zu Heißhungerattacken, bei denen große Mengen Nahrung in sehr kurzer Zeit aufgenommen werden. Um dem dickmachenden Effekt der vermehrten Nahrungsaufnahme gegenzusteuern, führen die Patienten Erbrechen herbei, nehmen Abführmittel oder halten eine Diät ein. Es besteht ebenfalls eine große Furcht, dick zu werden. Häufig finden sich Phasen von anorektischem Verhalten in der Vorgeschichte.

Ähnlich wie bei der Suchtentwicklung sind bei Essstörungen auslösende Gefühle wie »innere Leere« oder tatsächliches oder phantasiertes Zurückgewiesenwerden typisch.

Essstörungen treten besonders bei Frauen mit Borderline-Störungen häufig auf. Die für Borderline-Patienten typische *Impulskontrollstörung* bedingt die Esssucht oder die Ess-Brech-Sucht. Magersucht tritt seltener auf.

Essstörungen bei Borderline-Patienten müssen zusätzlich behandelt werden.

Sucht

Bei Süchten wird unterteilt zwischen *körperlich abhängig* machenden Substanzen und Suchtstoffen, die zu einer *psychischen Abhängigkeit* führen können. Bei beiden besteht ein unkontrollierbarer Drang, den Suchtstoff weiter zu konsumieren. Das Denken und das Verhalten wird auf den Suchtstoff eingeengt, andere Lebensbereiche werden vernachlässigt.

Bei körperlichen Abhängigkeiten kann es zu Schädigungen insbesondere der Leber kommen, infolge der Suchterkrankungen können Depressionen auftreten, soziale Folgen wie Führerscheinentzug und Arbeitsplatzverlust sind häufig.

Oft hat das Suchtverhalten die Aufgabe, die Gefühle von Anspannung, aber auch innerer Leere, Langeweile und Depressivität zu bekämpfen. Unter Einwirkung des Suchtmittels fühlt sich der Betroffene entspannter, vitaler und zufriedener. Bei manchen Patienten entsteht der Eindruck, dass sie zu Suchtstoffen greifen im Sinne eines ungeeigneten Selbstbehandlungsversuchs. Als Suchtstoffe werden insbesondere illegale Drogen und Alkohol benutzt.

Von der Abhängigkeitserkrankung ist der schädliche Gebrauch von Suchtstoffen abzugrenzen. Es kommt hierbei meist nicht zu einer Suchtentwicklung, da der Betreffende nur sporadisch die Suchtstoffe konsumiert.

Da Borderline-Betroffene unter dem Gefühl der inneren Leere besonders leiden und dieses Gefühl unter Drogen kurzfristig verschwindet, sind sie besonders anfällig für eine Suchtentwicklung.

Die Suchterkrankungen bei Borderline-Patienten müssen – wie bei anderen Suchtkranken – mit Entgiftung, Entwöhnung und Psychotherapie behandelt werden.

Suizidalität

Unter Suizidalität werden verschiedene Begriffe zusammengefasst. Der *vollendete Suizid* stellt die Selbsttötung dar, der *Suizidversuch* ist die aktive Handlung, die zur Selbsttötung führen sollte, jedoch misslungen ist. Unter einer *parasuizidalen Handlung (Parasuizid)* wird eine selbstschädigende Handlung ohne Tötungsabsicht verstanden, die jedoch meist von der Umgebung als suizidale Handlung aufgefasst wird. Ferner werden *Suizidgedanken/-ideen* oder *Suizidphantasien* unterschieden, bei denen sich dem Betreffenden Suizidvorstellungen aufdrängen. Ferner können *Todeswünsche* bestehen: der Wunsch zu sterben, ohne jedoch suizidale Gedanken oder Absichten zu haben.

Das Suizidrisiko ist für Betroffene hoch, insbesondere dann, wenn die Borderline-Störung schon sehr früh auftrat. Die Suizidhäufigkeit liegt bei Borderline-Patienten bei etwa 5 bis 10 Prozent. Suizidversuche werden zwischen 29 und 49 Prozent angegeben.

Besonders Borderline-Patienten mit ausgeprägten depressiven Verstimmungen sind suizidgefährdet. Häufig gehen Erlebnisse drohender Trennung oder Zurückweisung voraus. Das weist erneut auf die existentielle Bedrohung realer oder imaginierter Trennungs- und Verlusterlebnisse für Borderline-Patienten hin.

Erschwerend kommt die unzureichende Impulskontrolle hinzu. Es gelingt den Borderline-Patienten bei Belastungen oder Kränkungssituationen nicht mehr, ihre vorhandenen Suizidimpulse zu kontrollieren.

Von Laien wird der Suizid häufig als »bewusste Tat« und Ausdruck »freier Entscheidung« gesehen. Das ist falsch, denn Suizide sind nur in sehr seltenen Ausnahmen das Ergebnis einer freien Willensentscheidung. Fast immer ist Suizidalität Symptom einer psychischen Störung, die dringend behandelt werden muss. Fast ausnahmslos geben Patienten, die einen Suizidversuch überlebt haben, an, dass sie froh sind, weiterleben zu können.

Wie ist der Verlauf der Borderline-Störung? Wie häufig tritt sie auf? Welche Prognose hat sie?

Bisher gibt es nur wenige Langzeituntersuchungen, also Studien, die die Patienten über Jahre hin begleiten, so dass eine Aussage zu dem Verlauf schwierig ist. Die bisherigen Erkenntnisse zeigen, dass der Verlauf je nach Ausprägung der Krankheitssymptome und nach ihrem Schweregrad sehr unterschiedlich ist.

Inzwischen beweisen mehrere amerikanische Verlaufsstudien, dass eine Borderline-Störung gut besserbar und oft heilbar ist. Die alte Einschätzung »Einmal Borderline – immer Borderline« ist also falsch.

Bis zum Ende des 3. Lebensjahrzehnts sind die Beeinträchtigungen am höchsten. Neuere Untersuchungen zeigen, dass sich die Borderline-Störung bei vielen im Laufe des Lebens reduziert. Den Betroffenen scheint es möglich zu sein, Krankheitssymptome zu kompensieren und mit ihren heftigen Stress-Reaktionen besser umzugehen. Jenseits des 30. Lebensjahrs scheint es zu einer Stabilisierung zu kommen, wobei sich Mutterschaft und eine stabile Partnerschaft günstig auswirken.

Die Häufigkeit der Borderline-Störung wird in der Allgemeinbevölkerung mit 0,8 bis 2 Prozent angegeben. Etwa 80 Prozent der Betroffenen befinden sich in psychiatrisch-psychotherapeutischer Behandlung.

Wenn auch die Zahlen nicht unbedingt die Wirklichkeit widerspiegeln, da die verschiedenen Untersuchungen von unterschiedlichen Definitionen der Borderline-Störung ausgehen, so wird dennoch deutlich, dass Borderline-Störungen keine Rarität, sondern relativ weit verbreitet anzutreffen sind. Grundsätzlich ist dabei auch anzumerken, dass nur ein Ausmaß der Störung, das zu Beeinträchtigungen des Betroffenen oder seiner Umgebung führt, zu einer Störung im eigentlichen Sinne führt, so dass davon auszugehen ist, dass bei vielen weiteren Menschen einige Kriterien der Borderline-Symptomatik zu finden sind, ohne dass jedoch tatsächlich von einer Krankheit gesprochen werden kann.

Inwieweit die bislang gut untersuchten Therapiestrategien die Prognose und den Verlauf insgesamt günstig zu beeinflussen vermögen, bleibt weiteren Untersuchungen vorbehalten. Es besteht Grund zu Optimismus.

Abwehrmechanismen

Um sich in der Wirklichkeit zu orientieren und sie als zusammenhängend zu erleben, müssen innere wie äußere Reize verarbeitet werden, Wichtiges von Unwichtigem unterschieden werden, es muss mit verschiedenen Gefühlen wie Schmerz, Angst, Enttäuschung, Einsamkeit, Wut und Hilflosigkeit umzugehen gelernt werden. Im Lauf der eigenen Entwicklung wird erfahren, dass in einem selbst wie auch bei anderen Menschen positive Gefühle und Eigenschaften sind, ebenso aber auch negative und störende. Im Rahmen einer »normalen« Entwicklung ist es zu schaffen, verschiedene Gefühle gleichzeitig zu erleben und sie einzuordnen. Es wird gelernt zu akzeptieren, dass in einem selbst wie auch im Gegenüber *sowohl gute als auch schlechte Anteile* vorhanden sind.

Diese Entwicklung ist bei Borderline-Betroffenen gestört. Sie sind nicht oder kaum in der Lage, sowohl gute als auch böse Anteile bei sich selbst oder anderen wahrzunehmen: Entweder ist jemand *nur gut* oder *nur böse*, Grautöne existieren nicht. Widersprüchlichkeit und »Zwie-Spalt« sind innerlich unerträglich.

Hierfür setzen Borderline-Patienten bestimmte Abwehrmechanismen ein. Abwehrmechanismen sind unbewusst ablaufende Prozesse, um innere Konflikte zu bewältigen. Sie kommen in jedem Menschen vor und schützen vor Angst und Schmerzen oder unerwünschten Impulsen. Borderline-Betroffene benutzen spezifische Abwehrmechanismen und diese häufiger und ausgeprägter als andere Menschen.

Es handelt sich um die Abwehrmechanismen *Spaltung* und *projektive Identifizierung*. Borderline-Persönlichkeitsgestörten gelingt es nicht oder nur kaum, gegensätzliche Impulse, Gefühle oder Bestrebungen auszuhalten. Eigene innere Konflikte können kaum erlebt und ertragen werden und werden stattdessen fälschlicherweise in den Anderen gesehen. Zum Beispiel kann ein Borderline-Patient seinen großen Wunsch nach Nähe auf der einen Seite für sich erleben, während er auf der anderen Seite den Wunsch nach Abstand auf den Partner projiziert. Das bedeutet, dass Borderline-Betroffene kein sicheres Identitätsgefühl von sich haben. Sie erleben sich selbst und auch andere aufgeteilt in extreme Gegensätze. Die Menschen sind für sie entweder stark *oder* schwach, gut *oder* böse, Engel *oder* Schurken.

Die Wahrnehmung kann rasch ins Gegenteil umschlagen. Der Abwehrmechanismus der Spaltung ist kombiniert mit dem Abwehrmechanismus der projektiven Identifizierung. Der Patient spaltet unbewusst Gefühle, die er nicht akzeptieren oder ertragen kann, ab und projiziert sie in andere Personen. Damit werden eigene Anteile nach außen verlagert (externalisiert). Das bedeutet, dass der Patient das, was er bei sich selbst verleugnet oder zurückweist, auf eine andere Person delegiert. Borderline-Patienten verhalten sich selbst so, dass der Andere so wird, wie sie ihn sehen, nehmen diesen eigentlich eigenen Anteil aber nicht wahr. So kann der Borderline-Betroffene einen anderen Mann zur Weißglut reizen und zum Zuschlagen provozieren, ohne sein eigenes aggressives Verhalten wahrzunehmen. Vielmehr sieht er sich als Opfer.

Die Abwehr der Spaltung dient somit dazu, positive Gefühle von bedrohlichen, ängstigenden oder aggressiven zu trennen. Dieser Abwehrmechanismus wird eingesetzt, um *Ambivalenzen* nicht aushalten zu müssen.

Aufgrund dieses Abwehrmechanismus kommt es zu den bereits beschriebenen Symptomen wie *Schwarz-Weiß-Denken, alles oder nichts,* aber auch zu den Schwierigkeiten im zwischenmenschlichen Bereich, nämlich der Regulation von Nähe und Distanz, Gemeinsamkeit und Alleinsein. Viele Mitmenschen erleben Borderline-Patienten als »manipulativ«, weil sie den anderen so intensiv brauchen, kontrollieren und beeinflussen.

Auch innerhalb einer Beziehung gilt es, widersprüchliche Gefühle sowohl im eigenen Erleben als auch beim Anderen zuzulassen und sie als Gesamtheit zu integrieren. Das gelingt Borderline-Patienten nicht, sie setzen den Abwehrmechanismus der Spaltung ein und schaffen sich somit eine Welt von gut oder böse. Durch Projektion unangenehmer Gefühle auf andere kommt es zu sich wiederholenden Beziehungskonflikten. Schuld wird dem Anderen in die Schuhe geschoben, der Borderline-Patient erlebt sich als Opfer.

Zusätzlich dient die Projektion dazu, dass der Borderline-Patient ein perfektes Bild von sich selbst aufrechterhalten kann – zumindest zeitweise –, indem er die negativen Eigenschaften dem Anderen zuschreibt. Dahinter steckt oft die Angst, vom Partner verlassen zu werden, sobald dieser merken würde, dass der Borderline-Patient eben nicht perfekt ist.

Beispiele für Abwehrmechanismen bei Borderline-Patienten sind:

Der Partner einer Borderline-Patientin kommt nach einem stressreichen Arbeitstag nach Hause und ist aus diesem Grund gereizt. Die Borderline-Patientin reagiert so, dass sie ihrem Mann vorwirft, er kritisiere sie ständig, sei nur missmutig und zu nichts mehr zu gebrauchen. Dabei lässt sie völlig außer Acht und kann es nicht mehr erinnern, dass derselbe Mann noch einen Tag zuvor von ihr als der liebste Mensch der Welt bezeichnet wurde, quasi der »Idealpartner« war (Spaltung).

Die Borderline-Patientin ist – aus welchen Gründen auch immer – verärgert und enttäuscht. Sie kann sich diese Gefühle jedoch nicht eingestehen, projiziert diese auf ihren Mann und erlebt ihn als wütend und aggressiv (Projektion).

Die Borderline-Patientin hat innere Wut, äußert diese nicht, sondern kritisiert ihren Mann unaufhörlich, »macht« ihn wütend, bis dieser schließlich wütend wird (projektive Identifikation).

Die Borderline-Patientin erlebt sich als wertlos und nicht liebenswert und fühlt sich zu Recht von ihrem Mann schlecht behandelt (Opferposition, der Mann ist der Täter).

Die Abwehr wird eingesetzt zur Abwehr von Wut, die als Reaktion auf die vermeintliche Ablehnung entstehen könnte. Grundlage ist die existentielle Angst vor dem Verlassenwerden.

Neben diesen beiden häufigsten Abwehrmechanismen der Spaltung und Projektion ist als ein weiterer Abwehrmechanismus die *Idealisierung* zu nennen, bei dem der Andere als idealer Mensch und ohne jegliche negative Eigenschaften wahrgenommen wird. Auf der anderen Seite steht die völlige Entwertung: ein Mensch, der überhaupt keine guten Seiten hat.

Ein anderer Abwehrmechanismus ist die *Verleugnung*, die insbesondere den Abwehrmechanismus der Spaltung unterstützt. In den obigen Beispielsituationen würde dies bedeuten, dass die Borderline-Patientin durchaus erinnern kann, dass ihre Wahrnehmungen und Gefühle ihrem Partner gegenüber zum aktuellen Zeitpunkt völlig im Gegensatz zum Tag zuvor stehen, diese Erinnerung führt jedoch nicht zu einer anderen Verhaltensweise, sie wird verleugnet, aktiv ausgeblendet.

Grundsätzlich ist davon auszugehen, dass sämtliche Abwehrmechanismen von Borderline-Patienten eingesetzt werden, um die für sie unerträgliche Angst abzuwehren. Diese Abwehr der nicht aushaltbaren Angst zeigt sich in Symptomen wie innere Leere, Depressivität oder Affektdurchbrüchen mit Aggressivität.

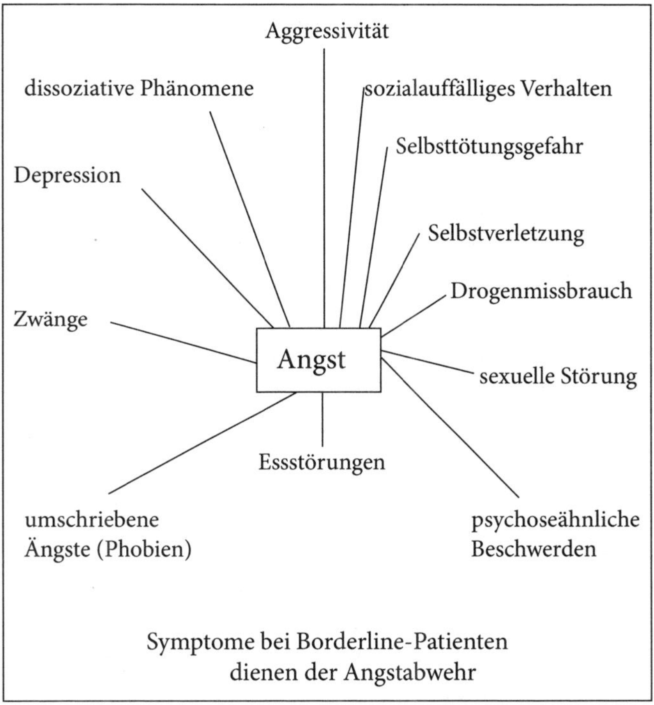

Abbildung 3: Angstabwehr (modifiziert nach Dulz u. Schneider 1995)

Ursachen und Entstehungsbedingungen

Einfluss der Persönlichkeitsentwicklung

Die Entwicklung der Persönlichkeit hängt von verschiedenen Faktoren ab. Neben Veranlagung, biologischen Grundlagen, sozialen Erfahrungen und den damit verbundenen psychischen Verarbeitungsmöglichkeiten sind belastende Lebensereignisse, insbesondere Traumata und deren Bewältigung, für die Entwicklung der Persönlichkeit von entscheidender Bedeutung.

Psychische Störungen im Allgemeinen und insbesondere die Borderline-Störung sind immer durch ein Zusammen- und Wechselspiel von genetischen und umweltabhängigen Faktoren bedingt. Einflussfaktoren der Kindheit, Erziehungsverhalten der Eltern sowie andere Lebenserfahrungen prägen die Persönlichkeitsentwicklung.

Eltern von Borderline-Patienten haben häufig selbst Störungen der Impulskontrolle oder leiden unter Depressivität. Eltern mit impulsiven oder depressiven Störungen neigen eher dazu, ihren Kindern Traumata zuzufügen. Diese können durch Trennungssituationen (Verlusterlebnisse für die entsprechenden Kinder) oder aber durch inadäquate elterliche Fürsorge bedingt sein.

Andererseits haben Kinder, die von Geburt an mit einem schwierigen Temperament ausgestattet sind, ein höheres Risiko, von den Eltern schlechter behandelt zu werden als Kinder mit einem ausgeglichenen Temperament. Es kommt zur Wechselbeziehung von impulsiver Veranlagung der Kinder und elterlichem Erziehungsverhalten. Bei Kindern mit einem schwierigen Temperament (darunter sind zum Beispiel impulsive Verhaltensweisen, verminderte Frustration, vermehrte Unruhe zu verstehen) ist ein Erziehungsverhalten der Eltern erforderlich, das mehr Grenzsetzungen und Strukturierungen sowie Geduld und konstante Leitung erfordert.

Es hängt von der Lebenserfahrung, den Interaktionen im zwischenmenschlichen Bereich und der Wahrnehmung ab, was als Stress erlebt wird. Gleichzeitig sind dies die Faktoren, die auch die Persönlichkeit ausbilden.

Einigkeit besteht darüber, dass die Borderline-Störung nicht nur eine Ursache hat, sondern viele Faktoren zusammenkommen müssen, bevor es bei einem Menschen zu der Entwicklung von Borderline-Symptomen kommt.

Wir werden über die verschiedenen Faktoren wie eine biologische Veranlagung (Genetik, Neurobiologie, Neurochemie) als auch über Umweltbedingungen (Traumaerfahrung, Stressfaktoren) berichten, wohl wissend, dass bisher keine eindeutigen Antworten zu geben sind.

Temperamentsfaktoren

Als Temperament können wir die anlagebedingte Neigung eines Menschen verstehen, die sein Verhalten, seine Affekte (Stimmungen) und seine Interaktionsmöglichkeiten auf Umweltreize bedingt. Je nach Temperament ist ein Mensch aktiv, leicht oder schwer erregbar, hat eine niedrige oder hohe Reaktionsschwelle, hat eine hohe oder niedrige Aufmerksamkeitsspanne und ist in der Lage, sich gut oder schlecht an Veränderungen anzupassen.

Das Temperament steht durch die entsprechenden Reaktionsmöglichkeiten des Menschen dann in Wechselbeziehung zur Umwelt.

Babys, die ein »schwieriges Temperament« haben, das heißt sich schwer beruhigen lassen, viel schreien, keinen stabilen Schlaf-Wach-Rhythmus finden, Umstellungsprobleme zeigen, machen es den Eltern von Beginn an schwerer als so genannte »pflegeleichte« Babys, die sich zufrieden den jeweiligen Bedingungen anpassen.

Neben den Temperamentseigenschaften sind auch *protektive Faktoren* (schützende Faktoren) von Bedeutung. Darunter sind Faktoren zu verstehen, die es Kindern ermöglichen, trotz widriger Bedingungen eine positive Entwicklung zu nehmen. Protektive Faktoren können unterschiedlicher Art sein, so unterstützen Großeltern die Entwicklung des Enkels, wenn die Eltern vielleicht aufgrund eigener Erkrankungen sich nur unzureichend um das Kind kümmern können. Andere protektive Faktoren sind sicherlich Aussehen, Intelligenz und eine fröhliche Grundstimmung. Diese Kinder finden in ihrer Umwelt leichter Unterstützung und haben anlagebedingt mehr *Ressourcen*, um mit widrigen Umständen umzugehen. Sie sind belastbarer oder widerstandsfähiger.

Die Bedeutung des Erziehungsverhaltens der Eltern ist nicht zu unterschätzen. Insbesondere spielt Deprivation, die einerseits unzureichende Fürsorge und Pflege oder andererseits emotionale Vernachlässigung beinhalten kann, eine große Rolle.

Das Vertrauen in die Verlässlichkeit einer kontinuierlichen liebevollen Beziehung ist die Voraussetzung, dass die Kinder soziale und emotionale Fertigkeiten lernen.

Kommt es in diesem Bereich – aus welchen Gründen auch immer – zu Störungen, so werden grundlegende emotionale Regulationen und Vertrauen nicht oder nur unzureichend erlernt. Die Entwicklung des eigenen Selbst und des Selbstwerterlebens wird beeinträchtigt. Diese Beeinträchtigung ist nicht spezifisch für Borderline-Störungen, sondern findet sich auch bei einer Reihe anderer psychischer Erkrankungen.

Neurobiologie

Im Bereich der Neurobiologie werden die zentralen Symptome der Borderline-Persönlichkeitsstörung wie impulsive Aggression, fehlende Wutkontrolle und affektive Instabilität untersucht.

Bei Zwillingsstudien fanden sich erbliche Einflussfaktoren bezüglich der impulsiven Aggression.

Im Bereich der neurochemischen Untersuchungen zeigten sich Störungen im serotonergen System (Serotonin ist ein Botenstoff, der für Informationsübertragung im Gehirn zuständig ist) bei impulsiv-aggressivem Verhalten. Das serotonerge System ist sowohl bei Selbstaggressionen (Autoaggressionen) als auch bei Fremdaggression (Wutausbrüche, Gewaltanwendung) gestört. Es ist an der Regulierung von Stimmung, Appetit, Körpertemperatur und vegetativen Funktionen beteiligt. Für die Regulierung der Gefühle ist das serotonerge System hauptverantwortlich.

Serotonin-Rezeptoren (Rezeptoren sind Bindungsstellen für diesen Botenstoff) finden sich im menschlichen Gehirn besonders im Hirnstamm, im limbischen System und im Großhirn. Das sind die Lokalisationen, die für die Regulation von Gefühlen und für Impulskontrolle zuständig sind. Bei einem serotonergen Defizit (Unterversorgung) kommt es häufig zu aggressiven und impulsiven Verhaltensstörungen. Genetische Untersuchungen zeigen eine Veränderung des serotonergen Systems bei impulsiver Aggression. Ferner verweisen genetische Zwillingsstudien auf einen erblichen Anteil der affektiven oder emotionalen Fehlregulation. Es besteht neurochemisch eine Rezeptorüberempfindlichkeit des cholinergen Systems (Acetylcholin ist ein anderer Botenstoff des Gehirns).

Auch der Botenstoff Noradrenalin scheint für die vermehrte Reizbarkeit von Bedeutung zu sein. Ähnliches gilt für den Botenstoff GABA (Gamma-Amino-Buttersäure). Er ist für die Abmilderung emotionaler Reaktionen zuständig, sodass bei Borderline-Patienten eine verminderte Aktivität von GABA vermutet wird.

All dies können Hinweise sein, dass genetische, biochemische und biologische Bedingungen für die Ausbildung von Borderline-Störungen von Bedeutung sind.

Inwiefern anlagebedingte und umweltbedingte Einflussfaktoren miteinander in Wechselwirkung stehen, ist Gegenstand aktueller Forschungsbemühungen. Sicherlich ist aber von einem wechselseitigen Geschehen auszugehen. So führen einerseits äußere Bedingungen wie beispielsweise das Erleben eines schweren Traumas oder die Misshandlung und Vernachlässigung im frühen Lebensalter zu dauerhaften Veränderungen in den neurochemischen Systemen, andererseits können biologische Gegebenheiten problematische psychische Strukturen bedingen.

Trauma

Unter einem Trauma wird ein einmaliges, schwerwiegendes, einschneidendes Erlebnis verstanden oder fortgesetzte Misshandlungen, sexueller Missbrauch und Gewaltanwendung.

Während einer Traumatisierung verfügt die menschliche Psyche über eine Reihe von Schutzmechanismen. So wird davon ausgegangen, dass bei frühkindlicher Bedrohung Gefühle »abgeschaltet« werden, die Wahrnehmung der bedrohlichen Realität wird somit reduziert und das Schmerzhafte, Nicht-Auszuhaltende wird abgespaltet, dissoziiert, einfach nicht mehr wahrgenommen und ins Unbewusste verdrängt. Das ist zunächst ein sehr wirkungsvoller Schutzmechanismus zum Überleben traumatischer Situationen.

Ob traumatische Erfahrungen als Hauptursache der Borderline-Persönlichkeitsstörung anzunehmen sind, ist derzeit umstritten. Es findet sich bei Borderline-Patienten eine Häufigkeit von Kindheitstraumata, insbesondere sexueller Missbrauch und körperlicher Misshandlung. Sicherlich sind eher mehrfache Belastungsfaktoren in der Kindheit anzunehmen als einzelne traumatische Erfahrungen. Ferner ist die Verarbeitung des Traumas von anderen Faktoren, wie beispielsweise protektiven Faktoren (Widerstandsfaktoren, die die Kinder schützen, siehe Seite 52) abhängig.

Traumatische Erfahrungen des sexuellen Missbrauchs finden sich bei weiblichen Borderline-Patienten bis zu 70 Prozent, bei männlichen Borderline-Patienten bis zu 45 Prozent.

Neben sexuellen Traumaerfahrungen und körperlicher Misshandlung spielen andere psychologische Risikofaktoren für die Entstehung einer Borderline-Persönlichkeitsstörung wie Zerrüttung der Familie und emotionale Vernachlässigung eine große Rolle.

Ob die bei der Borderline-Persönlichkeitsstörung spezifischen Symptome wie Dissoziation, Selbstverletzungen und Angst als mögliche Reaktionen auf das durchlebte Trauma zu interpretieren sind, ist umstritten. Der Abwehrmechanismus der Spaltung ist anhand der Traumaerfahrung gut nachzuvollziehen.

Während des Traumas besteht ein erhöhtes Erregungsniveau (erhöhtes Arousal), es kommt zu vermehrter Ausschüttung von Stresshormonen, so dass Erlebnisse und Erfahrungen des Traumas anders im Gedächtnis abgespeichert werden als üblich. Die Informationen der traumatischen Erfahrungen gelangen nicht in das übliche Langzeitgedächtnis, sie werden nicht in geordnete Wahrnehmungsbilder eingereiht (encodiert), so dass sie folglich als ein raum- und zeitloses Erinnerungsbild gespeichert werden. Diese unterschiedliche Speicherung hat zur Folge, dass die traumatischen Erinnerungen im aktuellen Erleben bleiben. Sie fühlen sich so an, als seien sie jetzt und hier und nicht der Vergangenheit zugehörig (durch die Therapie wird die traumatische Erinnerung so verarbeitet, dass sie mit dem Sprachzentrum verbunden wird. Damit wird die traumatische Erinnerung auch sprachlich zugänglich).

Zusammenfassend ist davon auszugehen, dass die Borderline-Störung eine Kombination biologischer, psychologischer und sozialer Faktoren darstellt. Auf dem Boden einer Veranlagung, die zu einer erhöhten *Vulnerabilität* (Verletzlichkeit, Empfindsamkeit), beispielsweise gegenüber Stressoren, führt, kommt es bei multiplen stressreichen Ereignissen im Verlauf der gesamten Kindheit zu einem Störungsbild.

Die Borderline-Persönlichkeitsstörung stellt somit ein

gemeinsames Endstadium unterschiedlicher Faktoren dar, wobei die Erfahrung eines Traumas einer der möglichen Risikofaktoren ist.

Die biosoziale Theorie von Linehan

Die Theorie der Entwicklung der Borderline-Persönlichkeitsstörung von Marsha Linehan geht ebenfalls von wechselseitigen Bedingungen biologischer und sozialer Einflussfaktoren aus. Zunächst besteht eine biologisch bedingte emotionale Vulnerabilität. Diese Vulnerabilität ist gekennzeichnet durch eine ausgeprägte Empfindsamkeit gegenüber emotionalen Reizen sowie eine hohe Intensität der Gefühle und einen verlangsamten Rückgang dieses hohen Levels zu einem emotionalen Ausgangsniveau. Borderline-Patienten erleben somit unkontrollierbare Spannungszustände und haben als Kind nicht gelernt, mit diesen Emotionen angemessen umzugehen und sie zu regulieren, da sie möglicherweise hierbei keine adäquate Unterstützung erfahren haben. Häufig sind Borderline-Patienten in einer *invalidierenden Umgebung* aufgewachsen, das heißt, dass sie in einem Milieu groß geworden sind, in dem ihre emotionalen Erfahrungen für nicht *valide* (gültig), für »nicht wahr« erklärt wurden. Ihr Erleben und Wahrnehmen wurden ihnen weggeredet, abgesprochen, verdreht, eben invalidiert. Es wurden in ihrer Umgebung schmerzliche Emotionen heruntergespielt oder missachtet oder gar als falsch interpretiert. Für das Kind bedeutet das eine Diskrepanz zwischen dem eigenen Erleben und dem, was die Umwelt, in der Regel die Eltern, als richtig bestätigt. Die Kinder lernen somit nicht, wie sie ihre eigenen Gefühle wahrhaben, benennen oder regulieren oder angemessen auf Umweltreize emotional reagieren können. Möglicherweise haben Borderline-Patienten als Kind nur durch sehr extreme Gefühlsäußerungen überhaupt Beachtung gefunden, wodurch die Kinder dann schlussendlich lernen, extrem zu reagieren, um überhaupt beachtet zu werden.

Findet dann noch zusätzlich körperlicher oder sexueller Missbrauch statt, so geraten die Kinder in unkontrollierbare Dauererregung, die wiederum Rückwirkungen auf die hirnstrukturelle Entwicklung hat und zu Veränderungen führt, was die Verletzbarkeit erhöht.

Die psychoanalytische Theorie zur Borderline-Persönlichkeitsstörung

Aus psychoanalytischer Sichtweise rührt die Borderline-Symptomatik von einer tiefgreifenden Störung in der frühen Kindheit her. Hier sind besonders die Entwicklung der Verselbständigung und die Entwicklung der Unabhängigkeit mit den Folgen einer misslungenen Individuation zu sehen. Drohungen von Trennung führen zu massiven Verlassenheitsängsten, das Kind gerät in einen zunehmenden Konflikt zwischen dem Drang nach Autonomie (den jedes Kind entwicklungspsychologisch normalerweise hat) und der Angst vor dem Verlassenwerden. Die Verlassenheitsangst verhindert die Verselbständigung. Nach einer Phase des Wütens gibt das Kind schlussendlich auf. Schuldgefühle, Angst, Gefühle der Hilflosigkeit, Gefühl der Nichtigkeit und Leere sind die Folge.

Kommen weitere traumatische Erfahrungen in dieser Zeit hinzu, so sind die seelischen Verarbeitungsmöglichkeiten des Kindes begrenzt, es kommt zu den Abwehrmechanismen der Spaltung und Idealisierung einerseits, der Abwertung andererseits.

Zusammenfassung

Anerkannt ist heute, dass als Entstehungsbedingung der Borderline-Persönlichkeitsstörung ein *multifaktorielles Modell* anzunehmen ist, bei der ein angeborenes Temperament, belastende Situationen in der Kindheit und neurobiologische Funktionsänderungen in gegenseitiger Wechselbeziehung stehen.

An belastenden Erfahrungen in der Kindheit sind Umweltfaktoren wie Trennung oder Verlust eines Elternteils in früher Kindheit, gestörte Elternschaft, Missbrauch oder Misshandlung in der Kindheit besonders zu nennen.

An angeborenen Temperamentseigenschaften (konstitutionelle Faktoren) sind eine erhöhte Empfindsamkeit gegenüber Reizen, verminderte Regulation der Emotionen und herabgesetzte Steuerungsfähigkeit der Impulse anzunehmen.

Neurobiologische, neurochemische und genetische Untersuchungen weisen auf Störungen des Botenstoffwechsels hin.

Spezifische Traumaerfahrungen führen zusätzlich zu einer Veränderung der späteren Erlebnisverarbeitung.

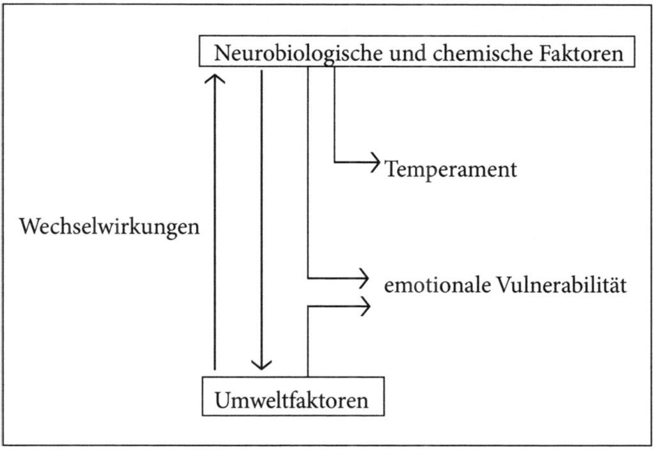

Abbildung 4: Entstehungsbedingungen

Diagnostik (Untersuchung) – Wie wird eine Borderline-Störung festgestellt?

Im Vordergrund der Untersuchungen steht das Gespräch mit dem Betroffenen und seinen Angehörigen. Es wird gemeinsam geklärt, welche Beschwerden seit wann bestehen (Anamnese), wie ausgeprägt welche Beschwerden waren oder noch sind.

Meist werden zur Einordnung die DSM-IV-Kriterien herangezogen (siehe oben, Seite 19f.). Es werden die Symptome der Stimmungslabilität und unkontrollierter Wut, impulsive und autodestruktive Verhaltensweisen (sexuelle Störungen, Essstörungen, Alkohol- und Suchtmittelmissbrauch, Selbstverletzungen und suizidales Verhalten) sowie Verhaltensauffälligkeiten wie Idealisierung und Entwertung anderer, dissoziative oder paranoide Beschwerden berücksichtigt.

Insbesondere Art und Schwere von suizidalem und von aggressivem Verhalten, Störungen der Persönlichkeitsentwicklung und Probleme in zwischenmenschlichen Beziehungen sind zu beachten.

Dabei spielt die unmittelbare Verhaltensbeobachtung in der Beziehung zum Untersucher eine große Rolle. Wie gestaltet der Patient die Beziehung zum Therapeuten?

Neben den ausführlichen Gesprächen mit dem Betroffenen und den Angehörigen können ergänzend verschiedene Testverfahren zur Anwendung kommen. Es können Selbstbeurteilungsinstrumente, strukturierte klinische

Interviews, persönlichkeitsorientierte Checklisten und projektive Tests eingesetzt werden. Die Tests ergänzen die Diagnose und können bei der Planung der Therapie sinnvoll sein.

Testinstrumente zur Erfassung von Persönlichkeitsstörungen sind beispielsweise: »Personality Disorders Questionnaire« (PDQ), »Münchner/internationale Diagnosen-Checkliste für Persönlichkeitsstörungen« (MDCL-P/IDCL-P), »strukturiertes klinisches Interview für DSM-IV, Achse II« (SCID-II), »Aachener integrierte Merkmalsliste zur Erfassung von Persönlichkeitsstörungen« (AMPS).

Borderline-spezifische Tests stehen ebenfalls zur Verfügung. Es gibt Selbstbeurteilungsfragebögen wie zum Beispiel das »Borderline-Persönlichkeits-Inventar« (BPI), das vier verschiedene Skalen beinhaltet wie »Entfremdungserlebnisse und Identitätsdiffusion«, »Angst vor Nähe«, »primitive Abwehrmechanismen und Objektbeziehung«, »mangelnde Realitätsprüfung« (psychotisch). Auch strukturierte Interviews für Borderline-Patienten wie beispielsweise das »Diagnostic Interview for Borderline Patients (DIB)« können verwendet werden. In diesem werden fünf Funktionsbereiche zusammengefasst: soziale Anpassung, impulsive Handlungsmuster, Affekt, psychotische Erlebnisse und interpersonelle Beziehungen. Ein halbstrukturiertes klinisches Interview, das sich direkt auf die DSM-IV-Kriterien der Achse II bezieht, ist das »Structured Clinical Interview for DSM-IV, Axis II Personality Disorders« (SCID-II).

Ein weiteres ist das »International Personality Disorder Examination« (IPDE). Hier werden besonders Störungen in den Bereichen wie Arbeit, Selbst, interpersonelle Beziehungen, Affekte, Realitätsprüfung und Impulskontrolle erhoben.

Ein anderes Messinstrument ist »Das strukturelle Interview nach Kernberg«. Hier wird besonders auf die Entwicklung der Beschwerden des Patienten in Gegenwart und Vergangenheit Wert gelegt, die Selbstkonzepte des Patienten und die Qualität der Interaktion zwischen dem Patienten und dem Interviewer in der gegenwärtigen Situation berücksichtigt. Das aktuell wohl wichtigste Instrument ist die »Karolinska Psychodynamic Profile« (KAPP).

Andere Messinstrumente sind zur Erfassung kognitiver Stile entwickelt worden, wie beispielsweise »Fragebogen zu kognitiven Schemata« (FKS).

Da bei Borderline-Patienten gehäuft Traumata in der Vorgeschichte bestehen, werden Instrumente zum Erfassen einer posttraumatischen Belastungsstörung eingesetzt. Auch gibt es eine Reihe von Selbst- oder Fremdbeurteilungsinstrumenten, wobei insbesondere Wert auf Erfassen von Dissoziationen gelegt wird. Beispiele hierfür sind »Structured Clinical Interview for DSM-IV Dissociative Disorders« (SCID-D) oder der »Fragebogen für dissoziative Störungen« (FDS).

Ebenso kommen Instrumente zur Diagnostik des Temperaments zum Einsatz. Hier werden Offenheit gegenüber neuen Erfahrungen, Vermeidung von Schaden und Abhängigkeit von Belohnung untersucht. Beispiel hierfür ist der »Tridimensional Personality Questionnaire« (TPQ).

Außerhalb der Borderline-Diagnostik kommen verschiedene Standardinstrumente als Selbst- und Fremdbeurteilungsinstrumente zur Anwendung. An dieser Stelle seien einige beispielhaft genannt wie die »Freiburger Beschwerdeliste« (FBL), »Fragebogen zur Lebenszufriedenheit« (FLZ). Instrumente, die störungsbezogen eingesetzt werden, sind beispielsweise zur Depressivität die

»Hamilton-Rating-Scale for Depression« (HRSD) oder das »Beck Depression Inventary« (BDI).

Eine andere Skala erfasst die soziale Funktionsfähigkeit von Borderline-Patienten, zum Beispiel die »Social Adjustment Scale-LIFE« (SAS-L).

Spezialinstrumente für Borderline-Patienten im Bereich der Forschung sind beispielsweise »Fragebogen zur Erfassung von Aggressivitätsfaktoren« (FAF).

Je nach individueller Situation (beispielsweise Vorliegen einer Suchterkrankung oder Essstörung) können noch weitere Selbst- oder Fremdbeurteilungsbögen eingesetzt werden.

Bei Verdacht auf zusätzliche organische Störungen sind diese selbstverständlich entsprechend körperlich zu untersuchen. Auch Borderline-Patienten können körperlich krank werden, und manchmal wirkt sich eine neurologische Krankheit wie Multiple Sklerose wie eine Borderline-Störung aus.

Umgang des Betroffenen mit seinem Störungsbild – Möglichkeiten der Selbsthilfe

In diesem Kapitel geht es überwiegend darum, wie von der Borderline-Störung betroffene Menschen mit ihrer Erkrankung umgehen können. (Im übernächsten Kapitel werden wir darauf eingehen, was Angehörige tun können.)

Am Anfang jeder möglichen Veränderung – das gilt nicht nur für die Borderline-Störung – sollte die Erkrankung, das Störungsbild akzeptiert werden. Der Betroffene soll aufhören, bei sich oder anderen die Schuld zu suchen. Es geht nicht um Schuld. Keiner hat Schuld. Es ist wichtig, für sich die Verantwortung zu übernehmen, das bedeutet auch, die Macht zu haben, sich selbst zu ändern.

Grundsätzlich hängt die Motivation zur Veränderung davon ab, wie hoch der Leidensdruck ist, wie sehr der Betroffene unter seinem Störungsbild leidet. Das ist bei der Borderline-Störung in der Regel immer der Fall.

Oberstes Gebot sollte es sein, zunächst die Verantwortung für sich zu übernehmen und für sich selbst zu sorgen. Das gilt sowohl für den Betroffenen als auch für die Angehörigen. Um eine Veränderung herbeizuführen, ist es notwendig, den derzeitigen Ist-Zustand zu akzeptieren und sich selbst so anzunehmen. Bleibt der Borderline-Betroffene in dem Teufelskreis der Selbstabwertung, der Anklage oder des Selbstmitleids, wird er keine Kraft für den Veränderungsprozess haben.

Die Borderline-Störung hat sich über Jahre ausgebildet,

so dass es nicht verwunderlich ist, dass auch ihre Überwindung Zeit in Anspruch nehmen wird. Es wird für den Betroffenen oft eine Geduldsfrage sein, er braucht einen langen Atem. Die Fortschritte sind zunächst klein, mit Rückschlägen ist zu rechnen. Es ist gut, sich nicht zu viel auf einmal vorzunehmen und bei Misserfolgen nicht aufzugeben. Geduld, Kraft und Ausdauer sind erforderlich.

Die Veränderungen sind in kleinen Schritten vorzunehmen. Es sollte damit begonnen werden, was zu einer unmittelbaren Veränderung bei dem Betroffenen selbst führt, denn nichts ist so erfolgreich wie der Erfolg. Bevor jedoch der erste Schritt zur Veränderung unternommen wird, sollten die Ziele festgelegt werden. Hierbei ist es hilfreich, die Ziele möglichst genau zu beschreiben.

Voraussetzung für Veränderungen sind Offenheit und Ehrlichkeit. Um die kräftezehrenden Veränderungen herbeizuführen, ist es wichtig, Fähigkeiten zu erlernen, die Ruhe und Ausgeglichenheit ermöglichen. Für Krisensituationen ist ein Krisenplan oder ein »Notfallkoffer« zu erarbeiten.

Es sollte sich nicht nur auf das Störungsbild konzentriert werden, sondern in großem Maß auch auf *Ressourcen*, das heißt auf Stärken und zur Verfügung stehende Kräfte.

Die Problemanalyse

Die Überlegungen zum eigenen Verhalten, die *Verhaltensanalyse*, ist eine wichtige Voraussetzung, um das Verhalten zu ändern. Es geht darum, sich in oder nach schwierigen Situationen genau zu überlegen, wie es überhaupt zu dieser Lage kommen konnte. Was hätte man tun können, um diese schwierige Situation zu vermeiden?

Oft erleben Sie es so, als würden Schwierigkeiten einfach über Ihren Kopf hereinbrechen. Sie können Ihren eigenen Anteil nicht sehen. Durch Bewusstmachen des eigenen Verhaltens werden Sie erkennen, welchen Anteil Sie selbst an den Schwierigkeiten hatten.

Das Problem sollte möglichst genau definiert, das problematische Verhalten genau beschrieben werden. Es sollte geklärt werden, wer oder was das Problem mit bedingt. Ebenso sollte analysiert werden, welche Auswirkungen das Problem auf das eigene Leben oder das von anderen hat. Fragen wie die folgenden sind zu beantworten: Welche Bedingungen vergrößern das Problem oder welche mildern es ab? In welchen Situationen tritt das Problem oder das Symptom auf? Welche bisherigen Strategien werden angewandt, um das Problem zu lösen? Wie war das Ergebnis? Welche anderen möglichen Strategien sind vorhanden? Wer oder was kann bei der Suche nach Strategien oder Lösungen behilflich sein? Wer oder was hindert? Welche positiven oder negativen Auswirkungen hätte es, wenn das Problem nicht mehr existiert? Wer und wie bemerkt es, wenn das Problem nicht mehr existiert?

Zusammengefasst bedeutet das, dass nach einer schwierigen Situation oder bei Auftreten von Störungen sich folgende Fragen zu stellen sind:

1. Was war *auslösend für die Situation*? Was war unmittelbar vor dem Auftreten des problematischen Verhaltens schwierig? (Zum Beispiel könnte hier die Beschreibung sein, dass ein Betroffener nach Hause kommt und sich leer und einsam fühlt, das Gefühl hat, von niemandem gemocht oder geliebt zu werden, oder dass er sich von seinem Partner kritisiert und abgelehnt gefühlt hat.)

2. Welche *positiven Folgen* hatte das Problemverhalten? (Hier könnte beispielsweise die Beschreibung sein, ob nach Selbstverletzungen das Gefühl der Erleichterung eintrat.)
3. Welche *eigenen Verhaltensweisen* haben zu der Situation geführt? (Hier könnte beispielsweise beschrieben werden, dass sich der Betreffende über mehrere Tage nicht gut gefühlt hat, aber mit seinem Partner nicht darüber gesprochen hat, oder dass er sich vermehrt belastet hat und nicht für ausreichende Ruhephasen gesorgt hat).
4. Was könnte das *nächste Mal anders gemacht* werden? Durch welches Verhalten kann das Symptom beziehungsweise Problem vermieden werden? Was könnte stattdessen getan werden? (Hier könnte beispielsweise die Überlegung genannt werden, in Überforderungs- oder Stresssituationen zunächst Ruhe- und Entspannungsübungen einzubauen, sich in Situationen des Alleinseins mit Freunden zu verabreden oder diese anzurufen, in Situationen der Einsamkeit herauszugehen und sich in ein Café zu setzen oder spazieren zu gehen.)

Erarbeiten von Zielen

Die Formulierung von Zielen ist wichtig. Die Ziele sollten möglichst konkret und anschaulich genannt werden.

Im Wesentlichen sind drei Bereiche zu nennen, die verkürzt so benannt werden könnten:

1. Ich will das Alleinsein aushalten lernen.
2. Ich will die Impulse beherrschen können.
3. Ich will Ambivalenz ertragen und nutzen können.

Im Einzelfall kommt es darauf an, die Hierarchie der Probleme (Welches ist mir das Wichtigste?) zu erstellen und entsprechende Ziele zu formulieren. Wir können im Rahmen dieses Ratgebers lediglich Anregungen geben, diese müssen jedoch auf die individuelle Situation angepasst werden.

Umgang mit Suizidalität und selbstverletzendem Verhalten

Nicht jedes selbstverletzende Verhalten ist Ausdruck eines suizidalen Verhaltens. Aber beide Verhaltensweisen sind immer ein ernst zu nehmendes Alarmsignal. Selbstverletzendes oder – noch allgemeiner – selbstschädigendes Verhalten kann unterschiedlich auftreten: sich selbst schneiden, ritzen, verbrennen, Drogen und Alkohol zu konsumieren, zu viel essen, zu viel rauchen.

Die Bedingungen für selbstschädigendes Verhalten sind häufig unkontrollierte Emotionen wie ein hohes Maß an Wut, Reizbarkeit, Feindseligkeit, die zu erhöhten inneren Anspannungszuständen führen. Belastend können zusätzlich Konflikte in Beziehungen sein, was besonders in Streitsituationen zu selbstgefährdendem Verhalten führt.

Unter Alkohol- und Drogenmissbrauch wird die Hemmschwelle kleiner, sich selbst zu schädigen.

Die Situationsanalyse könnte so aussehen: In welchen Situationen kommt es bei Ihnen häufiger zu selbstschädigendem Verhalten? Mögliche Antworten könnten sein: bei Ablehnung, bei Kritik, bei Stress, beim Alleinsein, unter Alkohol, wenn sich mein Partner zurückzieht oder Verabredungen nicht einhält, wenn ich schlecht geschlafen habe, wenn andere mir Vorwürfe machen oder aggressiv sind, wenn mich meine Freunde nicht verstehen.

Wie kann mit selbstgefährdendem oder suizidalem Verhalten umgegangen werden? Zunächst wird ein klares Votum für das Leben erforderlich sein, die Erkenntnis, dass selbstverletzendes Verhalten oder erst recht der Suizid keine wirklichen Lösungen sind. Immer ist zu klären, welche Gefühle die selbstgefährdenden oder suizidalen Verhaltensweisen bedingen. Dabei sind die Entstehungsbedingungen zu analysieren, die zu diesen Gefühlen geführt haben. Sind beispielsweise Wut oder Rachegedanken vorhanden? Will man fliehen? Glaubt man, dass mit dem Suizid Schuld und Fehler wieder gutgemacht werden können?

Bleiben das Denken und Fühlen anhaltend mit der Beschäftigung mit Tod oder Selbsttötung verstrickt, so besteht keine ausreichende Kapazität, über Alternativen der Veränderung nachzudenken.

Häufig sind die Reaktionen von anderen auf Suizidandrohungen oder auf stattgefundene Selbstverletzungen ablehnend. Das führt zu noch größerem Alleinsein des Borderline-Betroffenen.

Es gibt eine Reihe von Möglichkeiten, wie der Betroffene selbst die Selbstverletzungen vermeiden kann. Zum einen können Strategien vermittelt werden, ihnen auszuweichen, indem zum Beispiel mit sich selbst der Vertrag geschlossen wird, zwei Stunden Fahrrad zu fahren oder eine Stunde zu walken, bevor geritzt wird. Zum anderen sollten Fähigkeiten erworben werden, innere Spannungszustände anders zu bewältigen. Häufig werden Selbstverletzungen durchgeführt in Situationen innerer Anspannung, der Überforderung oder des Stresses. Selbstverletzendes Verhalten führt dann zwar zur Entspannung und zur Beruhigung. Es sind aber Alternativen zu suchen, die innere Anspannung zu bewältigen, ohne dass es zur Selbstverletzung kommt. Hier können verschiedene Entspannungstechniken, Imaginationsübungen oder Sport hilfreich sein.

Bei selbstverletzendem Verhalten sollte Folgendes getan werden:

1. Überlegen Sie, welche Gedanken und Gefühle oder Verhaltensweisen Ihr selbstverletzendes Verhalten verstärken.
2. Suchen Sie Alternativen, um mit Belastungen fertig zu werden.
3. Schaffen Sie äußere Bedingungen, die selbstverletzendes Verhalten unwahrscheinlicher machen.
4. Suchen Sie nach sozialer Unterstützung.

Umgang mit Gefühlen

Die Borderline-Störung ist gekennzeichnet durch einen häufigen Wechsel von Gefühlen *(emotionale Instabilität)*. Die Fähigkeit, die eigenen Gefühle kontrollieren zu können, ist von großer Bedeutung. Häufig spielen sich die Gefühle unbewusst ab. Um mit seinen Gefühlen besser klar zu kommen, ist es notwendig, sich die Gefühle stärker bewusst zu machen. Um die eigenen Gefühle bewusst wahrzunehmen, ist es wichtig, eine *innere Achtsamkeit* zu lernen, sich selbst zu achten, statt sich zu entwerten, auf eigene Signale und Emotionen zu achten, statt nur die Signale der Umwelt wahrzunehmen. Die innere Achtsamkeit zu finden bedeutet, ein Gefühl für das innere Erleben zu entwickeln. Dabei geht es nicht darum, die eigenen Gefühle zu bewerten, sondern sie zunächst überhaupt wahrzunehmen. Gefühle sind an Erleben und an Erfahrungen gekoppelt.

Es gibt verschiedene Gefühlszustände wie Liebe, Trauer, Wut, Langeweile, Leere. Zunächst ist also herauszufinden, was gefühlt wird, um im zweiten Schritt die Bedingung oder den Anlass aufzuspüren, bei dem das jeweilige Gefühl ausgelöst wurde. Erst dann kann bewertet werden, ob die emotionale Reaktion in Form eines Gefühls auf die Situation angemessen war.

Da es bei Borderline-Betroffenen häufig zu negativen Emotionen (z. B. Abwertungen, Wut, Hass) kommt, sollte besonders darauf geachtet werden, welche Ressourcen zur Verfügung stehen, positive Emotionen aufzuspüren. Welche Gedanken oder welche Handlungen lösen Zufriedenheit aus? Welche Erfahrungen oder Erlebnisse haben zu positiven Gefühlen geführt? Auf den Aspekt der Ressourcen werden wir später noch weiter eingehen.

Der bewusste Umgang mit Gefühlen in Verbindung mit der Frage, welche Gedanken oder Verhaltensweisen zu den Gefühlen führen, macht deutlich, dass es möglich ist, *Einfluss* auf die Gedanken, auf die Stimmung, auf die Gefühle und auf die Verhaltensweisen zu nehmen. Häufig laufen automatische Gedanken mit entsprechenden Gefühlen ab, ohne dass dies dem Betreffenden bewusst ist. Durch den Prozess der Bewusstmachung können diese automatisch ablaufenden Gedanken beeinflusst werden.

Impulssteuerung

Starke innere Impulse oder unzureichende Konrolle über sie können zu *Impulskontrollverlusten* führen. Häufig ist damit eine *gefühlsmäßige Instabilität* verbunden. Die Kontrolle der Impulse ist für Borderline-Patienten sehr schwierig, zumal sie in der Regel eine erhöhte Bereitschaft haben, auf Umgebungsreize zu reagieren. Sie sind von der gegenwärtigen Situation besonders abhängig. Vorbeugend sollten Borderline-Betroffene die Bedingungen klären, unter denen es zu schwer zu kontrollierenden Impulsen kommt. Welche Gedanken und Gefühle begleiten die Impulse? Es sind alternative Verhaltensweisen in Stresssituationen zu überlegen und gegebenenfalls Entspannungsübungen zu lernen.

Entspannung und Umgang mit Stress

Da sehr häufig Stress- oder Überforderungssituationen auslösend für verschiedene Borderline-Symptome sein können, ist es sinnvoll zu lernen, wie man sich in Stresssituationen »runterfahren« kann oder wie solche Situationen ganz vermieden werden können. Gerade Borderline-Betroffene, die emotional immer auf »hohen Touren laufen«, benötigen Zeiten und Orte der Entspannung und Ruhe.

Von individuellen Faktoren wird es abhängen, ob ein Spaziergang ausreicht oder eher ein heißes Bad, sportliche Aktivitäten oder ob Entspannungsverfahren wie zum Beispiel Autogenes Training, Muskelrelaxation nach Jacobson oder Yoga und Meditation hilfreich sind.

In einer Psychotherapie können Entspannungsverfahren vermittelt und geübt werden. Auch Imaginationsübungen wir *Orte der Sicherheit* oder *Orte der Ruhe* zu erlernen, können sehr hilfreich sein (mehr dazu siehe im folgenden Kapitel »Behandlungsmöglichkeiten«, Abschnitt »Traumazentrierte Psychotherapie«, Seite 93ff.).

Verbesserung der sozialen Beziehungen

Bei vielen Borderline-Betroffenen ist das soziale Netz sehr gering vorhanden oder mit vielen Konflikten behaftet. In sozialen Beziehungen mit vermutetem oder tatsächlichem Verlassenwerden lösen Konflikte Borderline-Symptome verstärkt aus. In diesen Teufelskreis gilt es einzugreifen. Aus diesem Grund ist es hilfreich, möglichst frühzeitig mit Partnern oder Angehörigen über die Borderline-Störung zu sprechen, sie im Umgang zu unterstützen, damit die Angehörigen eine weitere Ressource für den Patienten darstellen können. Das setzt ein Verständnis von Verhaltensweisen der Borderline-Betroffenen voraus (siehe hierzu das Kapitel »Borderline-Patienten und ihre Angehörigen«, Seite 105ff.). Wichtig für den Borderline-Patienten ist es auch, seine Wünsche zu äußern und sich zu vergewissern, ob sein Anliegen verstanden wurde. Voraussetzung hierfür ist, Beziehungen einzugehen.

Oft sind Störungen in sozialen Beziehungen Folge des mangelnden Selbstvertrauens, des Schwarz-Weiß-Denkens und unzureichender Grenzsetzungen. Die eigene Selbstachtung ist Voraussetzung, um einerseits dem anderen gegenüber Achtung zum Ausdruck zu bringen, andererseits auch von ihm geachtet zu werden. Konflikte entstehen häufig dadurch, dass Nähe erzwungen werden soll, Grenzen überschritten werden, die Erwartungen an den Anderen zu hoch sind.

In Konflikten sollten Sie folgende Regeln beachten: Da bei starken Emotionen ein Gespräch meist nicht möglich ist, versuchen Sie zunächst, Ihre Gefühle zu analysieren und zu kontrollieren, erst dann können Sie mit dem Partner ein Gespräch führen. Es geht bei Konfliktlösungen nicht darum, wer Recht hat oder wer siegt, sondern zu lernen, wie künftig Konflikte vermieden werden oder angemessen gelöst werden können. Sie können sich klar machen, dass Sie Einfluss auf die jeweilige Situation haben, indem Sie sowohl den Auslöser eines Konflikts erkennen als auch dessen Lösung finden. Es können Vereinbarungen mit den Angehörigen getroffen werden, wie diese sich in Krisensituationen verhalten sollen, zum Beispiel bei Suizidandrohungen.

Umgang mit Essstörungen

Im Rahmen der Borderline-Erkrankung können zusätzlich Essstörungen auftreten, zum Beispiel die Anorexie oder die Bulimie, wie bereits angesprochen.

Wie bei anderen Patienten gilt auch für Borderline-Betroffene mit Essstörungen als vorrangiges Ziel, ein natürliches Essverhalten aufzubauen. Da bei Essstörungen das natürliche Hunger- und Sättigungsgefühl nicht mehr vorhanden sind, ist eine Planung der Nahrungsaufnahme mit Hilfe von Essensplänen notwendig. Das natürliche Essverhalten muss trainiert werden, bis es sich nach einer gewissen Zeit wieder einstellt.

Auch hier sind Möglichkeiten der Selbsthilfe gegeben, beispielsweise sich einen genauen Zeitplan vorzunehmen, wann welche Nahrungsmittel zu sich genommen werden, möglichst in Gemeinschaft zu essen, sich an die festen Essenszeiten zu halten, den Vorrat an Nahrungsmitteln in der eigenen Wohnung zu beschränken, herauszufinden, in welchen Situationen besonders häufig Essattacken geschehen, um Einfluss auf diese Situationen zu nehmen beziehungsweise ihnen möglichst auszuweichen.

Darüber hinaus sind Maßnahmen nötig, die Ernährungsberatung, Überwachung der Nahrungszufuhr sowie eine Psychotherapie beinhalten. Gelegentlich können auch Antidepressiva (selektive Serotonin-Wiederaufnahmehemmer) eingesetzt werden (siehe im folgenden Kapitel »Behandlungsmöglichkeiten«, Abschnitt «Medikamentöse Behandlung«).

Umgang mit Drogen und Alkohol

Viele Menschen mit Borderline-Störungen benutzen Alkohol und/oder Drogen, um Spannungen abzubauen. Nach einiger Zeit wird jedoch der Alkohol- oder Drogenkonsum zu einem eigenständigen Problem, das bis zur Abhängigkeit führen kann. Auch hier gilt, dass zunächst das Akzeptieren des Alkohol- beziehungsweise Drogenproblems notwendig ist, um Veränderungen herbeizuführen.

Besteht bereits eine Abhängigkeit, so ist diese gesondert zu behandeln. Es ist dann eine mehrstufige Therapie nötig, die die Phasen von Entgiftung, Entwöhnung, Psychotherapie und anschließende langdauernde Betreuung sowie die Teilnahme an Selbsthilfegruppen beinhaltet.

Ist es bisher lediglich zu übermäßigem Konsum gekommen, so sollte durch vermehrte Aufmerksamkeit dafür, wie sehr die Gedanken an den Konsum den Alltag beeinflussen, und durch Analyse der Situationen, in denen vermehrt Alkohol oder Drogen konsumiert werden, ein Verhalten gelernt werden, den Konsum einzuschränken. Es müssen dann unter Umständen Verhaltensweisen neu gelernt werden, zum Beispiel nein zu sagen in einer sozialen Situation, in der Alkohol üblicherweise getrunken wird (zum Beispiel bei Feiern, Einladungen, Empfängen).

Die Situationen, in denen Alkohol getrunken wird, etwa wenn ein Gefühl der inneren Leere auftritt, sollten genau untersucht werden und alternative Verhaltensweisen besprochen und erprobt werden.

Umgang mit Traumata

Die in einem hohem Prozentsatz aufgetretenen Traumata bei Menschen mit Borderline-Störungen sind sexueller Missbrauch, Gewaltanwendungen, körperliche, psychische oder sexuelle Gewalterfahrungen. Aus diesen Erfahrungen resultieren oft Angst vor Nähe, Misstrauen und Selbsthass. Häufig kommt es zu Dissoziationen, die vor den mit dem Trauma zusammenhängenden übermächtigen negativen Gefühlen schützen sollen.

Wie bei den anderen Symptomen oder bei der Borderline-Störung schlechthin, geht es auch im Umgang mit dem Trauma zunächst darum, das Erlebte – so wie es geschehen ist – zu akzeptieren. Auf die Vergangenheit selbst ist kein Einfluss mehr möglich, das Trauma kann nicht ungeschehen gemacht werden. Es kann aber daran gearbeitet werden, dass die Vergangenheit der Vergangenheit angehört und das Geschehene nicht mehr in einem größeren Ausmaß die Gegenwart für den Betroffenen negativ beeinflusst. Was geschehen ist, ist vorbei. Es gehört zur Vergangenheit. Jetzt ist die Gegenwart.

Bei Störungen, die auf Traumatisierungen beruhen, ist sicherlich eine Psychotherapie erforderlich. Sie soll dazu führen, sich emotional so zu stabilisieren, dass mögliche Auslöser für das Überwältigtwerden von den mit dem Trauma in Verbindung stehenden Gefühlen steuerbarer werden. Auf die traumazentrierte Psychotherapie werden wir noch eingehen.

Dennoch gibt es einige Möglichkeiten zur Selbsthilfe. Oberstes Gebot ist es, keinen Kontakt mehr zum Täter zu haben. Weiterhin ist sehr wichtig, für äußere sichere Verhältnisse zu sorgen.

Ressourcenorientiertes Vorgehen

Trotz aller Schwierigkeiten und vielfältigen Probleme verfügen die meisten Menschen – so auch die Borderline-Betroffenen – über Ressourcen, über Fähigkeiten, über Stärken, die gezielt eingesetzt werden können zur Überwindung der vielfältigen Probleme und Sorgen. Innere Stärken hat jeder Mensch, häufig sind sie bei Borderline-Patienten verschüttet oder zu wenig beachtet. Ressourcen können beispielsweise die Fähigkeit sein, sich *soziale Unterstützung* zu besorgen, Freunde anzusprechen, wenn Krisen drohen.

Weitere Ressourcen sind, *Erfahrungen und Erlebnisse auszuwerten*, zu beleuchten, *Motivationen zu erkennen* und nach diesen zu handeln. Sie sollten nach individuellen Lösungsmöglichkeiten suchen. Das können zum Beispiel Entspannungsübungen sein, Akzeptanz der Vergangenheit, etwas mit Freunden unternehmen, sportliche Aktivität oder eine Therapie. Diese Fähigkeiten und Fertigkeiten können im Weiteren ausgebaut werden.

Positive Erfahrungen und *gute Stimmungen* werden leicht vergessen, besonders wenn es Ihnen sehr schlecht geht. Versuchen Sie, sich positive Erfahrungen in Erinnerung zu rufen, lebendiger werden zu lassen. Fragen Sie sich beispielsweise: Wann ist es mir in meinem Leben gut gegangen, wann habe ich mich gesund gefühlt? Gab es in meinem Leben Zeiten, die ich als »beste des Lebens« bezeichnen würde? Was hat mir in meiner Kindheit oder Jugend am besten gefallen? Was ist jetzt in der Gegenwart gut für mich?

Ähnliche Fragen können sein: Wann habe ich mich das letzte Mal gefreut? Wann ist mir etwas gut gelungen? Wann war ich mit mir sehr zufrieden?

Eher wissen wir, was uns schadet, aber selten wissen wir, was uns gut tut. Gerade das sollte aber herausgefunden werden. Es sind nicht nur die großen Dinge, die uns gut tun, sondern häufig sind es die vielen kleinen Dinge: ein schöner Spaziergang, ein Gespräch mit Freunden, schöne Musik hören, einen spannenden Roman lesen, sich etwas Gutes zu essen kochen, ein warmes Bad nehmen, in einer Sportmannschaft aktiv sein.

Was für einen gut ist, ist individuell sehr unterschiedlich. Finden Sie heraus, was für Sie gut ist. Achten Sie darauf, etwas Gutes für Ihren Körper zu tun, wie zu schwimmen, in die Sauna zu gehen, Entspannungsübungen zu machen, Rad zu fahren, zu laufen, Yoga zu praktizieren, ein heißes Bad zu nehmen, einen warmen Kakao zu trinken und vieles mehr.

Fragen Sie sich regelmäßig, was Ihnen in guten Zeiten gelingt, wodurch es Ihnen gut geht, und überlegen Sie, was

Sie tun könnten, wenn es Ihnen nicht gut geht. Was macht Ihnen Spaß? Zwischen verschiedenen Tätigkeiten sollte die Balance eingehalten werden – was schadet Ihnen, wenn Sie es zu viel tun, was schadet Ihnen, wenn Sie es zu wenig tut? Überlegen Sie konkret für die nächsten Tage, was Sie tun können, um sich zu stärken. Suchen Sie regelmäßig Orte der Entspannung und Ruhe auf.

Der Notfallkoffer

Versuchen Sie sich einen »Notfallkoffer« aus Ihren Ressourcen zusammenzustellen, der Ihnen in akuten Krisen zur Verfügung steht. Hier sollten Dinge aufbewahrt werden, die es Ihnen ermöglichen, die eigenen Ressourcen zu nutzen.

Individuell sieht das ganz unterschiedlich aus. Auch wird immer wieder etwas dazukommen oder weggenommen werden, je nach Entwicklung. Das können Dinge sein, die Sie beruhigen (zum Beispiel Mandalas, eine Musikkassette, eine Duftlampe, der Lieblingstee) oder die in Ihnen angenehme, positive Erinnerungen hervorrufen (eine kleine Muschel vom Urlaubsstrand, eine Kette der Freundin).

Auch Dinge, um sich körperlich wieder besser zu fühlen, können für den Notfallkoffer hilfreich sein. Häufig geht das Körpergefühl in akuten Krisensituationen verloren, so dass intensive Duftstoffe oder scharfe Soßen zu einem sensorischen Reiz führen können: Pfefferminzöl, Ammoniak, auf eine Chilischote beißen, Meerrettich essen, Eiswürfel in die Hand nehmen oder Kühlpacks auf die Haut legen, kann hilfreich sein. Auch können Gummibänder über die Unterarme gestreift werden; beim

»Schnappen« kommt es zu einem körperlichen – wohldosierten – Reiz.

In den Notfallkoffer kann auch ein Brief hineingelegt werden, auf dem Sie Ihre Wünsche und Lebensziele geschrieben haben. Es können zum Beispiel Fotos von Situationen, in denen es Ihnen besonders gut ging, diesem Schreiben beigelegt werden. Vielleicht auch Fotos von Menschen, die Ihnen sehr wichtig sind. Legen Sie auch eine Liste mit Namen dazu; sie kann in Krisensituationen eine wichtige Hilfe sein. Hier können Adressen und Telefonnummern von Freunden, Verwandten oder auch von Kliniken, behandelnden Ärzten, Selbsthilfegruppen notiert sein. Meist gehört auch ein Handy dazu.

Für den äußersten Notfall kann auch eine begrenzte Menge von einem Beruhigungsmittel im Notfallkoffer sein. Dieses Medikament muss vorher mit dem behandelnden Arzt oder Therapeuten abgesprochen sein. Immer sollte die Menge begrenzt werden, da die Gefahr besteht, in einer Krise die Kontrolle über die Höhe der Medikamenteneinnahme zu verlieren.

Hier können nur allgemein gehaltene Tipps gegeben werden, individuell muss jeder Borderline-Betroffene seinen *ganz persönlichen Notfallkoffer* zusammenstellen. Fragen Sie sich, welche Gegenstände oder Verhaltensweisen Ihnen in akuten Krisensituationen schon geholfen haben. Was hat Ihnen in der letzten Krise geholfen? Was hat Ihnen früher geholfen? Mit wem könnten Sie über den Inhalt des persönlichen Notfallkoffers sprechen? Wen könnten Sie noch um gute Ideen fragen? Was werden Sie sich in der nächsten Zeit für den Notfallkoffer konkret besorgen? Fangen Sie am besten heute damit an.

Der »Notfallkoffer« sollte übrigens so klein sein, dass Sie ihn etwa als Handtasche immer bei sich haben können. Zu Hause nutzt er nichts, wenn Sie in der U-Bahn eine Krise kriegen.

Akzeptanz der Störung

- Übernahme der Verantwortung
- Motivation zur Veränderung
- Festlegen der Ziele
- Problemanalyse
  - Definition des Problems
  - Bedingungs- und Situationsanalyse
  - Problemhierarchie
- Strategien bei selbstverletzendem Verhalten
- Strategien bei Suizidalität
- Umgang mit Gefühlen
  - Wahrnehmung von Gefühlen
- Impulskontrolle
  - Bedingungsanalyse
  - Stresssituationen erkennen
  - Entspannungsübungen
- Verbesserung der sozialen Beziehungen
- bei Essstörungen Aufbau eines normalen Essverhaltens
- bei Alkoholabhängigkeit: Entzugsbehandlung
- bei durchlebtem Trauma: Psychotherapie
- Ressourcen erkennen und ausbauen
- »Notfallkoffer« packen und stets bei sich haben.

Abbildung 5: Umgang des Borderline-Patienten mit seiner Störung

■ Behandlungsmöglichkeiten

Im Vordergrund der möglichen Behandlungen steht die *Psychotherapie.* Es gibt verschiedene Therapieformen zur Behandlung von Borderline-Störungen. In diesem Ratgeber wollen wir die Verfahren vorstellen, die in Deutschland von den Krankenkassen akzeptiert und deren Kosten übernommen werden. Das ist einerseits die *psychodynamische Psychotherapie* und andererseits die *Verhaltenstherapie.*

Wichtig ist zunächst, dass der Borderline-Betroffene die Grenzen seiner möglichen Selbsthilfe erkennt und sich um Fremdhilfe bemüht.

Vom Ausmaß, der Gefährdung und vom Hilfebedarf wird es abhängig sein, ob eine *ambulante Psychotherapie* oder eine *stationäre Psychotherapie* nötig ist. Zusätzlich kann es zu stationären *Krisenbehandlungen* kommen, zum Beispiel bei akuter Suizidalität.

Voraussetzung für eine Psychotherapie ist, dass der Borderline-Betroffene den Wunsch hat, etwas verändern zu wollen, und Vertrauen entwickelt, dass ihm der Psychotherapeut bei diesem Veränderungsprozess hilfreich zur Seite steht.

Aufklärung über die mögliche Therapie, aber auch Erfahrung des Therapeuten mit Borderline-Störungen sind vonnöten. Die Beziehung zum Therapeuten ist entscheidend. Aber genau hier fangen die Probleme an, denn die Themen wie Nähe und Distanz, Grenzen und Vertrauen sind für die meisten Borderline-Betroffenen sehr heikle Punkte. Es ist davon auszugehen, dass im Rahmen eines psychotherapeutischen Prozesses Auseinandersetzungen zwischen Patienten und Therapeuten auftreten und Enttäuschungen erlebt und überwunden werden müssen. Viele Borderline-Patienten erleben *Therapieabbrüche*, oft sind diese ein Ausdruck für die Instabilität und die leichte Kränkbarkeit des Borderline-Betroffenen.

Den richtigen Therapeuten zu finden, wird für viele Borderline-Betroffene häufig zum Spießrutenlauf. Viele Psychotherapeuten lehnen es ab, zu viele Borderline-Patienten zu behandeln.

Bevor die Therapie begonnen wird, sollte sich der Patient vergewissern, dass der Psychotherapeut schon mit Borderline-Patienten gearbeitet hat. Er sollte nachfragen, nach welchem Ansatz der Psychotherapeut arbeitet (tiefenpsychologisch oder verhaltenstherapeutisch). Es ist im Vorfeld zu klären, wie der Therapeut in Notsituationen zu erreichen ist, ob er gegebenenfalls mit anderen Einrichtungen oder Therapeuten zusammenarbeitet. Es sollte vor Beginn der Therapie angesprochen werden, welche Vereinbarungen es bei Selbstverletzungen oder Suizidalität gibt. Natürlich ist auch die Kostenregelung (zahlt die Krankenkasse?) zu klären.

Die gewünschten Ziele, die durch die Therapie erreicht werden sollen, sind zu formulieren. Hauptziel ist, dass der Borderline-Betroffene die Erkenntnisse aus der Therapie in seinen Alltag umsetzen kann. Grundsätzlich versucht die Psychotherapie einen *Einstellungswandel* zu bewirken und *Bewältigungsstrategien* zu entwickeln, damit letztlich die Störung überwunden oder erträglich gemacht werden kann.

Oft ist es notwendig, dass die nahen Angehörigen von

Borderline-Patienten in die Therapie einbezogen werden. Auch das sollte von Beginn an geklärt sein.

Verhaltenstherapie

Die Verhaltenstherapie und insbesondere die *kognitive Verhaltenstherapie* gehen von der Annahme aus, dass jedes Verhalten gelernt wird und somit auch wieder verlernt werden kann. Dabei sind unter Verhalten nicht nur das äußere Verhaltensweisen zu verstehen, sondern auch innere Prozesse wie Gefühle, Denken, Einstellungen und körperliche Vorgänge. Berücksichtigt werden gleichermaßen die Lebensgeschichte und die genetische (erbliche) Ausstattung sowie psychosoziale Faktoren wie familiäre Situation, Umwelteinflüsse und gesellschaftliche Bedingungen.

Es wird davon ausgegangen, dass die Umwelt entsprechende Lern- und Anpassungsleistungen erfordert und die seelische Gesundheit dann gegeben ist, wenn diese Lern- und Anpassungsleistungen an die jeweilige Umwelt gelingen. Bei Misslingen entstehen psychische Störungen. Die Verhaltenstherapie versucht, Veränderungen der Lernprozesse in Gang zu setzen, unbewusst ablaufende Verhaltensmuster zu hinterfragen und Alternativen zu entwickeln.

In der Verhaltenstherapie wird in Form von Gesprächen, aber auch mit praktischen Übungen sowohl in der Einzelsituation als auch in der Gruppenbehandlung gearbeitet.

Aus der Verhaltenstherapie wurde die für Borderline-Störungen spezifische Therapie der *dialektisch-behavioralen Therapie (DBT) nach Marsha Linehan* entwickelt.

DBT – die dialektisch-behaviorale Therapie

Diese Therapieform entstand zunächst für Patienten, die sich selbst verletzten und Suizidversuche hinter sich hatten. Daraus entwickelte sich das Konzept der dialektisch-behavioralen Verhaltenstherapie der Borderline-Störung. Diese Therapieform ist inzwischen gut in Deutschland etabliert.

In das Konzept der DBT fließen Erkenntnisse der Verhaltenstherapie ebenso ein wie des Zen-Buddhismus und der dialektischen Gesprächsführung. Annahme ist, dass die Symptome verständliche Reaktionen im Sinne nicht optimaler Lösungsstrategien sind (zum Beispiel bei dem Symptom der Selbstverletzung: Der betroffene Borderline-Patient ist nicht mehr in der Lage, sein eigenes Gefühl wahrzunehmen oder richtig zu bewerten. Er gerät unter Anspannung. Die Selbstverletzung ist ein möglicher Lösungsversuch, diese Anspannung abzubauen).

Die DBT wird sowohl ambulant als auch stationär durchgeführt. Zu Beginn der Therapie wird zunächst die Anamnese (Vorgeschichte) erhoben, wobei besondere Bedeutung die bisherigen Beziehungsgestaltungen haben. Im Rahmen eines »Vertrags« wird festgelegt, wie häufig Behandlungssitzungen stattfinden, wie Terminabsagen gehandhabt werden und wie mit Krisen umgegangen wird.

Im Mittelpunkt der Behandlung steht dann, dass der Borderline-Betroffene lernt, seine Gefühlsschwankungen zu erkennen und zu akzeptieren. In der Therapie geht es darum, Gefühlszustände, die für den Betreffenden unklar sind oder zur Verunsicherung beitragen, zu erkennen (zum Beispiel Wahrnehmung von Ärger).

Ein weiterer Schwerpunkt ist, das Erleben der großen Wut zu bearbeiten. Wut führt häufig zu selbstverletzendem Verhalten bei Borderline-Patienten. Voraussetzung ist, dass die typischen belastenden Situationen erkannt werden, die zu Wut führen. Es werden also Ursachen, Auslöser und entsprechendes Verhalten bewusst gemacht. Im Weiteren wird geklärt, welche Frühwarnzeichen es für diese problematischen Situationen gibt und welche alternativen Handlungen in solchen Situationen entwickelt werden könnten.

Neben der genauen Analyse der eigenen Gefühle ist ein weiterer wichtiger Bestandteil der DBT das Erlernen bestimmter Fertigkeiten (»skills«). Insbesondere im Umgang mit Mitmenschen und mit belastenden Situationen oder Anspannungssituationen sind neue Fertigkeiten notwendig. Es wird zwischen dem Training der sozialen Kompetenz, dem Emotionstraining, einem Stressbewältigungstraining und Entspannungstraining unterschieden.

Beim *Training sozialer Kompetenz* soll der Betroffene lernen, wie er in Konfliktsituationen angemessener reagieren kann. Voraussetzung ist das rechtzeitige Erkennen der Gefühle und die Einordnung einer richtigen Reaktionsweise (zum Beispiel selbstsicheres Auftreten).

Im *Emotionstraining* sollen grundlegende Gefühle wie Ärger, Schuld, Trauer, aber auch Heiterkeit, Freude und Liebe erkannt und erlebt werden.

Den Borderline-Betroffenen fällt es häufig schwer, ihre Emotionen eindeutig zuzuordnen. Es vermischen sich häufig sich widersprechende Gefühle (zum Beispiel: Der Wunsch nach Nähe ist verbunden mit der Angst vor dem Verlassenwerden). Ziel ist es, die verschiedenen Emotionen besser einzuordnen und sie voneinander zu trennen, um somit eine verbesserte Wahrnehmung der eigenen Gefühle zu erlangen.

Beim *Training der Stressbewältigung* geht es um das

Erkennen von bedeutenden Stressfaktoren. Welche Situationen führen bei dem Patienten zu vermehrtem Stress? Häufig führt vermehrter Stress bei Borderline-Patienten zu selbstverletzendem Verhalten. Welche Ablenkungsstrategien können entwickelt werden? Beispielsweise können im Stresstraining Verhaltensweisen gelernt werden, sich – statt der Selbstverletzung – einen Reiz zuzufügen, der keinen Schaden hinterlässt (Beispiele wurden oben genannt, etwa ein Gummiband am Handgelenk schnipsen lassen oder an einer Flasche mit Ammoniak riechen).

Im *Entspannungstraining* werden Übungen der »inneren Achtsamkeit« durchgeführt. Es soll ein Gespür entwickelt werden, in welchen Situationen eine innere Spannung wächst. Die Übungen der »inneren Achtsamkeit« werden mit dem Ziel verbunden, dass der Betroffene diese in besonders belastenden Situationen anwenden kann.

Schwerpunkt der DBT-Therapie ist Abbau des selbstgefährdenden Verhaltens und der Suizidalität. Auch Formen selbstgefährdenden Verhaltens wie riskantes Autofahren, gefährliche Sportarten werden behandelt.

Ferner wird in der DBT-Therapie die *therapeutische Beziehung* erörtert und bearbeitet, insbesondere wenn diese so problematisch ist, dass der Fortbestand der Therapie gefährdet ist.

Verhaltensweisen wie exzessiver Alkohol- oder Drogenkonsum, die zu einer Beeinträchtigung der Lebensqualität führen, wie auch Essstörungen werden in der DBT behandelt.

Tiefenpsychologische oder psychodynamische Psychotherapie

Die psychodynamischen Verfahren gehen davon aus, dass ein erheblicher Anteil unserer seelischen Prozesse uns verschlossen, also unbewusst bleibt. Im Unbewussten sind Triebe, Einsichten und Überzeugungen entsprechend der jeweiligen Anforderung des Lebens wirksam. Kommt es zu Störungen dieses Prozesses, so werden Symptome ausgebildet. Die Symptome sind Ausdruck nicht bewusster Konflikte. Die psychische Störung ist infolgedessen die Möglichkeit, den Lebenskonflikt zu bewältigen. In der Therapie wird die Beziehung zwischen den Symptomen und der individuellen Entwicklung deutlich gemacht. Hierbei spielt die Beziehung zwischen Patient und Therapeut und die Gestaltung dieser therapeutischen Beziehung eine große Rolle.

Diese allgemeinen Annahmen über die psychodynamische Therapie treffen auch für die bei der Borderline-Störung favorisierte *übertragungsfokussierte Psychotherapie* zu. Die klassische Psychoanalyse im Liegen auf der Coach ist für Borderline-Patienten meist nicht geeignet, so dass die modifizierte, psychodynamische Psychotherapie günstiger ist.

Im Mittelpunkt dieser Therapieform steht die *Arbeit an der Übertragung*. Wie der Patient die Beziehung zum Therapeuten gestaltet, lässt Rückschlüsse auf seine Lebensgeschichte zu und aktualisiert die problematischen Beziehungsmuster. Diese werden durch Bearbeitung der therapeutischen Beziehung veränderbar. Es werden andere Lösungsmöglichkeiten für Beziehungsprobleme erarbeitet. Den alten emotionalen Erfahrungen werden neue entgegengesetzt.

Schwerpunkt dieser Psychotherapieform ist, dass der

Borderline-Betroffene seine *spezifischen Abwehrmechanismen* und seinen Umgang mit anderen versteht (siehe auch Kapitel »Abwehrmechanismen«). So wird der Abwehrmechanismus der Spaltung (entweder gut oder böse, schwarz oder weiß) oder der Abwehrmechanismus der projektiven Identifikation (zum Beispiel wird der Ärger dem anderen zugeschoben und der andere so behandelt, dass dieser ärgerlich wird) dem Patienten verdeutlicht.

Zu Beginn der übertragungsfokussierten Psychotherapie steht die Erhebung der Vorgeschichte (Anamnese). Wichtige Situationen der Kindheit und Jugend, besondere Probleme und Schwierigkeiten in den verschiedensten Lebensphasen sowie auslösende Situationen für problematisches Verhalten werden ausführlich erörtert. Gedanken an Selbsttötung und Selbstverletzungen haben höchste Priorität.

Frühere Therapieabbrüche werden genaustens besprochen, um in der neuen Therapie vergleichbare Schwierigkeiten rechtzeitig zu erkennen und entsprechend gegenzusteuern. Ähnlich wie in der DBT wird zu Beginn der Therapie ein Vertrag ausgehandelt (wie viel Therapiestunden, was wird getan, wenn Therapiesitzungen abgesagt werden etc.). Auch wird geregelt, wie mit Krisensituationen oder suizidalem Verhalten umgegangen wird.

Auf dem Hintergrund der biographischen Informationen durch den Patienten wird in den weiteren Phasen der Therapie die therapeutische Beziehung reflektiert. Im weiteren Verlauf der Therapie wird es um die Bearbeitung depressiver Anteile des Patienten gehen, ebenso wird die Frage des Selbstwertgefühls und der Identität zu klären sein. Im Laufe der Therapie soll der Patient befähigt werden, mit sich ein inneres Gespräch zu führen und somit zunehmend den Therapeuten weniger zu benötigen, so dass schlussendlich der Therapeut für den Patienten entbehrlich wird.

Vergleich der beiden Therapieformen

Gemeinsam ist beiden Psychotherapieformen, die bei Borderline-Störungen zur Anwendung kommen, dass sie gut strukturiert sind und eine eher aktive Haltung des Therapeuten benötigen. Klare Ziele sind Reduktion des selbstschädigenden Verhaltens und Verbesserung der zwischenmenschlichen Beziehungen. Beide Therapieformen benötigen eine längere Behandlungsdauer.

Unterscheidende Merkmale sind im Wesentlichen, dass die DBT als Ursache der Borderline-Störung einen Mangel annimmt, Gefühle angemessen zu regulieren, und entsprechend die Emotionsregulation und Impulskontrolle als wesentlichen Therapiebestandteil hat. Die tiefenpsychologischen Ansätze verstehen die Borderline-Störung als Ergebnis einer gestörten kindlichen Entwicklung, insbesondere bei der Art und Weise, wie der Patient und seine früheren Bezugspersonen agiert haben. Die Therapie richtet ihr Augenmerk besonders auf die Veränderung der zwischenmenschlichen Interaktionsmuster.

Für wen welche Therapie vorzuziehen ist, ist sicherlich nur individuell zu entscheiden. Grundlegend für den Erfolg einer Psychotherapie ist, dass Patient und Therapeut eine tragfähige Beziehung aufbauen können. Voraussetzung dafür ist, dass der Patient sich von dem Therapeuten angenommen und ernst genommen fühlt.

Traumazentrierte Psychotherapie

Zur Bearbeitung der Traumata, die viele Borderline-Patienten erlebt haben, werden verschiedene spezifische traumazentrierte psychotherapeutische Ansätze in die bereits vorgestellten Psychotherapieformen integriert.

Traumatherapeuten gehen davon aus, dass die Borderline-Symptomatik für traumatisierte Menschen eine sinnvolle Reaktion im Lauf ihrer Entwicklung darstellt. Symptome wie Dissoziationen oder selbstverletzendes Verhalten schützen den traumatisierten Menschen vor überflutenden schmerzhaften Emotionen und bauen Spannungen ab. Ziel der traumazentrierten Psychotherapie ist es, Vergangenheit als vergangen zu erleben. Was geschehen ist, *war*, es gehört der Vergangenheit an und ist nicht im Hier und Jetzt.

Die Behandlungsphasen der traumazentrierten Psychotherapie sind erstens die Stabilisierungsphase, zweitens die Begegnung mit dem Trauma und drittens die Trauer und Neuorientierungsphase.

In der *Stabilisierungsphase* soll der Patient lernen, neben einer äußeren Sicherheit eine innere Sicherheit zu entwicklen, bevor mit der Traumaexposition begonnen werden kann. Zunächst sind *äußere Sicherheitsaspekte* zu klären. Dazu gehören Fragen wie: Wo und wie lebt der Patient? Mit wem lebt er zusammen? Wie ist die Partnerschaft? Gibt es soziale Sicherheiten? Bestehen noch Täterkontakte? Solange keine äußere Sicherheit besteht, kann mit der Traumatherapie nicht begonnen werden.

Wenn für die Sicherheit der äußeren Bedingungen gesorgt ist, so kann in der Stabilisierungsphase der nächste Schritt der *inneren Ruhe* einsetzen. Verschiedene Übungen stehen hierfür zur Verfügung. Therapeut und Patient suchen nach *Ressourcen*. Mit welchen gesunden und kraftvollen Anteilen des Patienten kann er sich verbünden? Wie kann das Ich gestärkt werden? Was gelingt? Was macht Freude? Welche Ressourcen stehen zur Verfügung?

Übungen zur *Achtsamkeit*, verschiedene *Entspannungsübungen* aus Yoga oder Tai-Chi oder Qigong können angewandt werden.

Imaginationsübungen (Vorstellungsübungen), in denen Orte der Ruhe und Sicherheit aufgesucht werden, werden eingeführt. Beispielsweise wird die Übung zum »Inneren Sicheren Ort« angewandt: Patienten werden angeleitet, sich einen Sicheren Inneren Ort zu imaginieren. Die Übung der »Innere Helfer« dient dazu, konkret mit Selbsthilfemöglichkeiten in Kontakt zu treten. Ferner wird die »Tresorübung« geübt, damit der Patient dort unangenehme Bilder, belastende Filme, die sich in seinem Inneren immer wieder abspielen, verschließen kann.

Es stehen in der traumazentrierten Psychotherapie viele weitere Imaginationsübungen zur Verfügung. Wir werden im Folgenden einige Beispiele nennen (zitiert aus Sachsse 2004).

»Wir haben als Säugetier ein Sicherheitssystem. Das ist uns angeboren, ist Teil unserer Biologie. Wenn Sie eine Maus oder einen Hund hier in den Raum bringen, dann bekommen sie im Gehirn eine Novelty-Reaktion, eine Reaktion, die ihnen signalisiert: Hier war ich noch nicht, das kenne ich noch nicht, das ist neu; also muss ich erst mal prüfen, ob es hier sicher ist. Dann würden beide in ihrer je artspezifischen Weise beginnen, sich in diesem Raum zu sichern. Die Maus würde eine dunkle, höhlenartige Ecke aufsuchen, der Hund würde überall herumschnüffeln. Auch wir Menschen haben ein angeborenes Sicherheitsempfinden, das sehr aus dem Bauch herauskommt. Dies kann uns gestört oder vielleicht sogar zerstört werden. Es kann passieren, dass man uns sagt: ›Hier ist es ganz sicher‹. Aber das stimmt gar nicht. Das ist natürlich sehr schlecht, und es ist wichtig, zu diesem Gefühl der Sicherheit wieder Zugang zu finden. Manchmal muss man sich das sogar ganz von vorne neu aufbauen, wenn man es kaum oder viel zu selten erfahren hat. Darüber hinaus ist es gut, ein Sicherheitsgefühl unabhängig von anderen Menschen zu haben. Menschen sind nämlich nie so völlig sicher, bergend und verlässlich, wie wir uns das wünschen und auch brauchen könnten. Menschen sind immer auch mal unsicher, egoistisch, unberechenbar, launisch, unkonzentriert oder unzuverlässig. Der Sichere Innere Ort kann von keinem anderen menschlichen Lebewesen erreicht werden, nur von Ihnen selbst. Sie können dort tröstende und bergende Fabelwesen hinholen, sollten aber keine real existierenden Menschen am Inneren Ort haben, weil sich die alle plötzlich verändern können. Das gilt auch für Menschen, die bereits gestorben sind, die Sie aber in nur guter Erinnerung haben. Dann erfahren Sie plötzlich etwas über denjenigen, ärgern sich, sind empört oder erschrocken, und dann ist der Sichere Innere Ort plötzlich kontaminiert, ist nicht mehr sicher und bergend.

Am Sicheren Inneren Ort geht es auch darum, ganz genau zu spüren, was für Sie gut ist, und sich das aktiv vorzustellen. Der Auftrag ist: *Gestalten Sie den Sicheren Inneren Ort so, dass er für Sie nur gut ist.* Wenn Sie zum Beispiel spüren, dass eine Regenwolke kommt, dann müssen Sie sich überlegen, ob das jetzt gut für Sie ist. Dann lassen Sie sie regnen. Und wenn das nicht gut für Sie ist, dann stellen Sie sich vor, die Regenwolke wäre nicht da. Gestalten Sie bitte Ihre Vorstellung und nehmen Sie aktiv Einfluss auf Ihre Vorstellungswelt! Lassen Sie die sich nicht einfach entwickeln und geschehen, sondern sagen Sie: ›Ich will mir eine Vorstellung machen, wo ich mich hunderprozentig sicher fühle und wo alles für mich nur gut ist‹. Das ist die Aufgabe!«

Einleitung einer Imagination zum Sicheren Inneren Ort:

»Ich lade Sie ein, für einige Minuten Ihre Aufmerksamkeit nach innen zu lenken und Ihren Sicheren Inneren Ort aufzusuchen. Jenen Ort in Ihrer inneren Welt, den nur Sie allein erreichen können und an dem Sie sich völlig sicher und geborgen wissen, an dem alles nur gut für Sie ist. Für manche ist dieser Ort eine einsame Insel, eine Höhle, ein Ort unter dem Meeresspiegel, eine ferner Berggipfel, ein anderer Planet oder ein Märchenreich. Sie können auch einen Ort nehmen, den es gibt, den Sie kennen. Dann schützen Sie diesen Ort bitte durch eine Tarnkappe, sodass kein anderer Mensch ihn mehr sehen kann.

Erreichen können Sie diesen Ort mit allen Mitteln des Zaubers, der Vorstellung und der Magie, die uns zur Verfügung stehen. Sie können sich dorthin zaubern und sind einfach da. Ein fliegender Teppich kann Sie dort hinbringen oder ein großer Vogel, ein Delfin oder eine Rakete. Sie können sich auch einfach dorthin zaubern und sind dann plötzlich da.

Wenn Sie dort sind, prüfen Sie zunächst, ob die Grenzen dieses Ortes wirklich sicher sind. Manche stellen sich eine hohe Mauer vor, einen ganz dichten Wald oder einen riesige Meeresfläche. Vielleicht muss der Planet noch weiter von der Erde entfernt sein oder aber das Märchenreich noch deutlicher abgegrenzt werden. Prüfen Sie, ob die Grenzen wirklich stabil und sicher sind. Wenn Sie den Eindruck haben, die Grenzen seien nicht wirklich sicher, dann verändern Sie bitte Ihre Vorstellungen, bis die Grenzen völlig sicher sind. Danach prüfen Sie, ob alles, was dort ist, für Sie nur gut ist. Schauen Sie sich um. Wenn Sie etwas sehen, was für Sie nicht nur gut ist, dann verändern Sie bitte Ihre Vorstellung, bis alles, was Sie sehen, nur gut für Sie ist. – Dann hören Sie, ob alles, was Sie hören, für Sie nur gut ist. Vielleicht müssen Sie innerlich auch noch das eine oder andere verändern, was Sie hören, bis es für Sie nur gut ist. – Prüfen Sie, ob alles, was Sie riechen und schmecken, für Sie gut ist; eventuell verändern Sie es. – Dann spüren Sie bitte in sich hinein, ob Sie sich an diesem Ort körperlich völlig sicher und geborgen fühlen und ob jetzt alles für Sie nur gut ist. – Wenn Sie sich wirklich völlig sicher und geborgen fühlen, dann können Sie diesen Zustand auch verankern. Sie können irgendeine Körperhaltung einnehmen oder Ihre Hand in einer Form halten, die Ihren Körper an diesen Zustand erinnert, sodass Sie ihn das nächste Mal leichter herstellen können. Spüren Sie, wie es ist, sich völlig sicher und geborgen zu fühlen. Es ist gut zu spüren, wie es ist, wenn man sich völlig sicher und geborgen weiß.

In dem Wissen, dass Sie Ihren Sicheren Inneren Ort jederzeit und überall aufsuchen können, wo und wann Sie es beschließen, bitte ich Sie, sich für jetzt von dort zu verabschieden und Ihrer Zeit hierher in diesen Raum zurückzukehren. Wer wieder hier ist, beschließt, die Aufmerksamkeit nach außen zu lenken. Sie hören die Geräusche von außerhalb, hören die anderen im Raum, spüren den eigenen Körper und bringen Spannung in den Körper. Sie holen tief Luft und machen die Augen auf.«

Einleitung der Imagination zur Tresorübung:

»Jetzt schauen Sie mal in Ihrem Inneren, ob es Dinge gibt, die Sie gerade bedrängen, ablenken, sich Ihnen immer wieder aufdrängen und die Sie momentan einfach nur stören. – Wenn es Bilder sind, können Sie sich vorstellen, diese zu Fotos zu machen. – Wenn es Erinnerungssequenzen sind, können Sie diese auf einem Video festhalten. – Wenn es Worte und Stimmen sind, können Sie diese auf einem Tonbandgerät oder einer Kassette speichern. – Wenn es Gefühle sind, können Sie denen eine Gestalt geben.

Jetzt überlegen Sie einmal, wie ein Tresor beschaffen sein müsste, in den Sie diese Dinge packen könnten. Er sollte ganz sicher sein, groß genug, und den Schlüssel haben nur Sie allein. Manche brauchen auch einen ganzen Raum mit verschiedenen Regalen. Das gibt es ja: Tresorräume mit vielen Regalen und Schubladen. Manche stellen sich eine einsame, abgelegene Höhle mit einer ganz festen Tür vor.

Und jetzt packen Sie bitte die Dinge, die Sie stören, in diesen inneren Tresor und schließen Sie den sicher ab. Wichtige Dinge werden wir im Rahmen der Therapie gemeinsam hervorholen und gemeinsam in einem sicheren Rahmen betrachten und würdigen. Bis dahin sollen diese Dinge gesichert sein. Sie sollen sicher sein, dass die Ihnen bleiben, aber Sie sollen auch vor denen sicher sein. Wenn Sie auch schöne Dinge aufbewahren und sichern wollen, dann schaffen Sie sich dafür bitte einen anderen Tresor oder Raum, damit schlimme und schöne Dinge innerlich getrennt und an unterschiedlichen Orten gesichert sind. Und jetzt prüfen Sie noch einmal, ob der Tresor wirklich sicher verschlossen ist. Dann kommen Sie bitte aus Ihrer inneren Welt langsam wieder hierher in diesen Raum zurück …«

Einleitung zur Imaginationsübung der Baumübung:

»Ich lade Sie ein, für einige Minuten die Aufmerksamkeit nach innen zu lenken und zunächst eine gute innere Landschaft aufzusuchen. – Schauen Sie, ob dort ein Baum ist, zu dem Sie in Beziehung treten möchten. Mit diesem Baum nehmen Sie mit allen Ihren Sinnen Kontakt auf. Sie betrachten ihn. Sie hören den Wind in den Ästen und Zweigen. Sie riechen und schmecken Holz, Harz, Rinde, Erde. Sie spüren den Baumstamm und die Rinde. – Wenn das für Sie in Ordnung ist, können Sie sich jetzt vorstellen, sich an den Baum zu lehnen und mit ihm zu verschmelzen. Sie spüren Ihre Wurzeln in der Erde. – Sie spüren Ihren Baumstamm. – Sie spüren die Äste und Zweige im Licht und in der Luft. Jetzt spüren Sie in sich hinein, welche Nahrung Sie jetzt brauchen, was Ihnen fehlt, was Sie auftanken möchten. – Das, was Sie brauchen, nehmen Sie auf als Nahrung der Erde über die Wurzeln. Sie spüren, wie die Nahrung der Erde über die Wurzeln in Sie hineinströmt. – Sie spüren, wie Sie die Nahrung der Luft und des Lichtes aufnehmen, wie die Nahrung des Lichtes und der Luft über die Blätter, Nadeln, Zweige und Äste in Sie hineinströmt. – Sie tanken auf. – Es ist gut zu spüren, wie Sie auftanken, ohne etwas geben zu sollen oder zu müssen. – Wenn Sie spüren, dass Sie das bekommen haben, was Sie brauchen und genug davon bekommen haben, treten Sie aus dem Baum wieder heraus. – Sie nehmen von außen Kontakt mit diesem Baum auf. Sie sehen ihn, hören ihn und riechen und schmecken. Sie spüren, wie es Ihnen jetzt geht. Wer mag, kann sich bei dem Baum bedanken. – Dann wenden Sie sich mit allen ihren Sinnen noch einmal der inneren Landschaft zu, wenden Sie sich von dem Baum ab und kommen in Ihrer Zeit hierher in diesen Raum zurück. Wer wieder hier ist beschließt, die Aufmerksamkeit nach außen zu lenken …«

Ist es während der Stabilisierungsphase zu einer ausreichenden Sicherheit und zu einer tragfähigen therapeutischen Beziehung gekommen, so kann mit der nächsten Phase, der so genannten Traumaexposition begonnen werden. Es soll eine Einheit aus Wort, Bild, Gefühl und Körpersensationen hergestellt werden. Es geht darum, dem namenlosen Grauen einen Namen zu geben, das Trauma *in Worte zu fassen*. Es wird dann nicht mehr unsagbar oder unaussprechlich bleiben, sondern wird dem *sprachlichen Bewusstsein* zugänglich. Ziel ist es, das Vergangene zur Vergangenheit werden zu lassen, zu erfahren: *Es war dort und damals und ist nicht hier und jetzt.*

Unterschiedliche therapeutische Techniken kommen dabei zur Anwendung: die Beobachtertechnik, die Bildschirmtechnik und EMDR (Eye Movement Desensitization and Reprocessing). Bei der *Beobachtertechnik* soll der Patient in Form eines Berichts, ähnlich wie bei einer Zeitungsnotiz, die traumatische Szene berichten. Er kommt in die Beobachterposition. Er wird zum Reporter.

Bei der *Bildschirmtechnik* wird die traumatische Erinnerung wie ein alter Film betrachtet. Das traumatische Geschehen wird dosierbar, einzelne Szenen können abgespeichert werden, hervorgerufen oder ausgeblendet werden. Kurzfristig kann der Patienten sogar in die Szene wieder einsteigen, soweit das für ihn erträglich ist.

Mit der *Technik des EMDR* wird häufig gearbeitet. EMDR ist eine therapeutische Methode, die speziell für

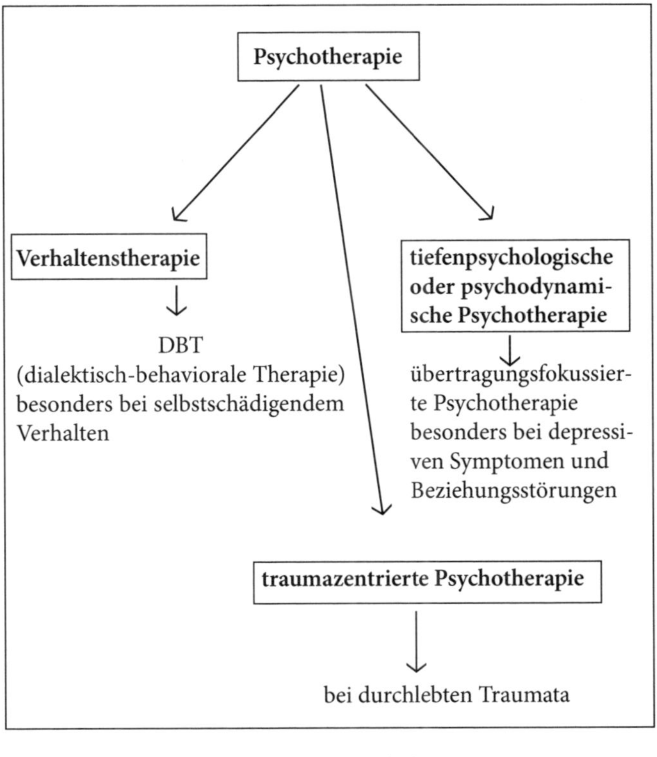

Abbildung 6: Psychotherapie der Borderline-Störung

Traumapatienten entwickelt wurde. Belastende Gedanken und Gefühle sind leichter zu verarbeiten, wenn gleichzeitig die Augen sich hin und her bewegen. Der Patient wird angehalten, während der Traumaerinnerung schnelle Augenbewegungen durchzuführen. Meist wird er den Fingern des Therapeuten mit den Augen hin und her folgen. EMDR gilt derzeit als die am besten untersuchte Methode bei traumatischen Störungen. Immer wird sie eingebettet in einen umfassenden Psychotherapieprozess.

Die Traumaexpositionsphase geht über in die Integrationsphase, bei der es darum geht, das Trauma in die bisherigen Lebenserfahrungen zu integrieren. Das Trauma als unabänderliche Tatsache zu akzeptieren, um den damit verbundenen Verlust zu trauern und danach wieder etwas Neues entstehen zu lassen, sind wesentliche Inhalte dieser Therapiephase. Nach durchlebter Trauerphase kann es zum Neubeginn kommen.

Da bei vielen Patienten fast alle Symptome und Störungen vorkommen, »integrieren« immer mehr Therapeuten und Kliniken Elemente der einzelnen Therapierichtungen.

Medikamentöse Behandlung

Es gibt kein spezifisches »Anti-Borderline-Medikament«. Dennoch kann es unter Umständen in der individuellen Situation hilfreich sein, Psychopharmaka einzusetzen.

Psychopharmaka können dazu beitragen, Emotionen besser regulierbar zu machen, die Störung der Impulskontrolle zu mildern, Ängste und Depressionen zu reduzieren und die Stimmung zu stabilisieren. Auch bei psychotischen Symptomen, wenn es zur Fehlwahrnehmung der Wirklichkeit kommt, können Psychopharmaka hilfreich sein.

Bei depressiven Symptomen und bei begleitenden Angststörungen sind Antidepressiva vom Typ der so genannten *Serotonin-Wiederaufnahmehemmer* oft hilfreich. Sie führen zu einer Hemmung der Wiederaufnahme des Serotonins. Dieser Übertragungsstoff wird an den Verbindungsstellen der Nervenzellen (Synapsen) ausgeschüttet und spielt eine Rolle bei der Modulation von Wahrnehmung, Gefühlen und Stimmungen. Durch die Wiederaufnahmehemmung kommt es zu einer erhöhten Serotoninkonzentration an den Verbindungsstellen der Nervenzellen. Beispiele für bekannte Serotonin-Wiederaufnahmehemmer sind: Fluoxetin (Fluctin®), Sertralin (Zoloft®), Citalopram (Cipramil®), Paroxetin (Seroxat®).

Nach wie vor ist wissenschaftlich nicht eindeutig bewiesen, dass die Serotonin-Wiederaufnahmehemmer bei Borderline-Patienten immer einen positiven Effekt haben. Im Einzelfall kann das jedoch der Fall sein, so dass bei depressiven Symptomen ein medikamentöser Behandlungsversuch gerechtfertigt scheint.

Auch bei Zwangssymptomen können Serotonin-Wiederaufnahmehemmer hilfreich sein. Hierbei ist jedoch zu berücksichtigen, dass die Dosis höher sein muss und über einen längeren Zeitraum gegeben werden muss, bevor über die Wirkung oder Nicht-Wirkung entschieden werden kann.

Bei Suizidalität hatten die Serotonin-Wiederaufnahmehemmer Fluoxetin oder Sertralin einen günstigen Effekt. Es wurde eine Abnahme der Suizidgedanken, Suizidimpulse und Suizidhandlungen festgestellt. Ebenfalls konnten durch Serotonin-Wiederaufnahmehemmer die selbstverletzenden Verhaltensweisen gemindert werden.

Borderline-Patienten leiden unter häufigen extremen Stimmungsschwankungen. *Stimmungsstabilisierende Medikamente*, wie sie bei anderen psychische Erkrankungen eingesetzt werden, beispielsweise Lithium, Carbamazepin oder Valproat, können helfen. Bei ausgeprägten Problemen, die eigenen Impulse zu kontrollieren mit der Folge von aggressiven Verhaltensweisen, werden auch Antidepressiva und Antipsychotika eingesetzt. Ein genaues Abwägen von möglicher Wirkung und Auftreten potentieller Nebenwirkungen ist immer erforderlich. Eine engmaschige fachärztliche Behandlung ist immer erforderlich.

Eine andere Psychopharmakagruppe, die *Antipsychotika* der zweiten Generation (früher atypische Neuroleptika genannt), wie beispielsweise Risperidon (Risperdal®), Olanzapin (Zyprexa®) oder Quetiapin (Seroquel®), zeigten einen positiven Effekt bei selbstverletzendem Verhalten.

Antipsychotika kommen auch zur Anwendung, wenn im Rahmen der Borderline-Störung psychotische Symptome auftreten.

Auch das Psychopharmakon Naltrexon wird eingesetzt. Das Medikament Nemexin® hebt die Wirkung von Opiaten auf (zum Beispiel Rauschmittel). Es wird ursprünglich in der Behandlung von drogenabhängigen Menschen verwendet. Bei Borderline-Patienten hat es sich zum Teil als hilfreich erwiesen, vielleicht deswegen, weil bei selbstverletzenden Verhaltensweisen das Gehirn so genannte Endorphine freisetzt, also körpereigene Stoffe, die schmerzstillend – ähnlich wie Opiate – wirken. Auch gibt es Hinweise, das Naltrexon bei dissoziativen Zuständen hilft. Einige Forscher vertreten, dass manche dissoziative Zustände mit zu viel Endorphinen im Gehirn zusammenhängen.

Häufig werden bei Angststörungen auch *Benzodiazepine*, also *Beruhigungsmittel* (zum Beispiel Valium®, Tavor®) eingesetzt. Außer in absoluten Krisensituationen sollten diese Medikamente nicht zur Anwendung kommen, da auf Dauer eingenommene Benzodiazepine abhängig machen und es zu einem raschen Wirkungsverlust mit permanenter Dosiserhöhung führt. Ferner scheint es so zu sein, dass Benzodiazepine zu einer Zunahme der emotionalen Instabilität führen können.

Liegt neben der Borderline-Störung auch eine Aufmerksamkeitsdefizit-Hyperaktivitätsstörung (ADHS) vor, so kann Methylphenidat (Ritalin®) eingenommen werden.

Grundsätzlich sind medikamentöse Behandlungen bei der Borderline-Störung individuell anzupassen und in einen Gesamtbehandlungsplan zu integrieren. Nie ist die Borderline-Störung ausschließlich medikamentös zu behandeln. Immer sind erwünschte Wirkungen und unerwünschte Arzneimittelwirkungen abzuwägen und entsprechende fachärztliche Kontrollen notwendig.

Antidepressiva
- selektive Serotonin-Wiederaufnahmehemmer
  - bei Depressionen
  - bei Angststörungen
  - bei Zwangssymptomen
  - bei Suizidalität
  - bei selbstverletzendem Verhalten

Antipsychotika der zweiten Generation
- bei psychotischen Symptomen
- bei selbstverletzendem Verhalten

Opiatantagonist (Naltrexon)
- bei selbstverletzendem Verhalten
- bei aggressiven Verhaltensweisen

Stimmungsstabilisierende Medikamente (Lithium, Carbamazepin, Valproat)
- bei Stimmungsschwankungen
- bei aggressiven Verhaltensweisen

Benzodiazepine
- nur in absoluten Krisensituationen (Vorsicht: Abhängigkeitsentwicklung)

Methylphenidat
- wenn zusätzlich eine Aufmerksamkeitsdefizit-Hyperaktivitätsstörung (ADHS) vorliegt

➪ *Medikamentöse Behandlung immer individuell und stets mit Psychotherapie!*

Abbildung 7: Medikamentöse Behandlung

Borderline-Patienten und ihre Angehörigen

Mehrfach ist bereits darauf hingewiesen worden, dass Borderline-Patienten in der Gestaltung ihrer zwischenmenschlichen Beziehungen erhebliche Probleme aufweisen. Mit ihren grundlegenden Zweifeln an ihrer Liebenswürdigkeit und Beziehungsfähigkeit sind sie einerseits in einer permanenten Angst, enttäuscht und verletzt zu werden. Andererseits sind sie erfüllt von Sehnsucht nach absoluter, bedingungsloser Liebe und Geborgenheit.

Borderline-Betroffene sind nicht in der Lage, Vertrauen in einen anderen Menschen aufzubauen. Die Beziehung ist von Misstrauen und Unsicherheit geprägt. Das führt dazu, dass sie ständige Rückversicherungen benötigen oder die Kontrolle über den Anderen haben müssen, um zumindest zeitweise ein Gefühl der Sicherheit zu bekommen. Von Dauer ist dies nicht. Es entsteht dann ein ständiger Kreislauf von Kontrolle, Anklammern, Eifersucht und Bestätigung. Zweifeln, Grübeln, Misstrauen und immer wieder die Angst vor Trennung prägen die Verhaltensweisen des Borderline-Patienten in der Partnerschaft.

Es ist nicht schwer sich vorzustellen, dass die Angehörigen diesen *Tanz um Nähe und Distanz* ermüdend und erschöpfend finden, so dass ihnen häufig nichts anderes übrig bleibt, als sich von dem Borderline-Patienten zu trennen, was die gesamte Situation verschärft. Die Angst vor dem Alleinsein und die ständige Kontrolle führen zu einem Anklammern, was für den Angehörigen als einengend und nicht nachvollziehbar erlebt wird.

In einer funktionierenden Beziehung ist die Fähigkeit, Nähe und Distanz für alle Beteiligten zur Zufriedenheit aller zu regulieren, entscheidend. Diese Regulation gelingt Borderline-Patienten nicht oder nur sehr schwer. Auch ist es ihnen kaum möglich, Nähe für eine längere Zeit auszuhalten, denn sofort entsteht die Angst vor Selbstaufgabe und Selbstverlust. Es bleibt den Borderline-Patienten dann die Flucht. Sie verschwinden für einige Tage oder melden sich gar nicht mehr, was für die Angehörigen oder Partner völlig unverständlich ist. Fühlen sie sich durch Fragen oder Drängen der Partner unter Druck gesetzt, so kann es zu heftigen impulsiven Verhaltensweisen kommen. Die Angehörigen erleben sich in dem Dilemma: »Lass mich dir nah sein, komm mir aber nicht zu nah«.

Probleme in der Partnerschaft

- Misstrauen
- Unsicherheit
- Ängste
- Kontrolle
- Anklammern
- Eifersucht
- Zweifel

➪ »Tanz um Nähe und Distanz«

Abbildung 8: Probleme mit Partnern und Angehörigen

Während der Borderline-Patient erlebt, dass der Partner die Kontrolle über die Beziehung hat, geht es diesem aufgrund der ständig widersprüchlichen Verhaltensweisen des Borderline-Patienten genau umgekehrt. Er fühlt sich ausgeliefert, beginnt an seiner eigenen Wahrnehmung zu zweifeln und sitzt mitten im Dilemma: Wenn er sich trennen will, wird der Borderline-Patient klammern, wenn er Nähe aufbaut, wird der Borderline-Patient flüchten. Er kann es nur falsch machen.

Wie bereits im Kapitel über Abwehrmechanismen bei Borderline-Patienten erläutert, werden der Partner oder die Angehörigen in diese verschiedenen Abwehrstrategien wie Spaltung, Projektion oder projektive Identifikation einbezogen. Wut, Angst, Enttäuschung werden dann häufig auf den Partner projiziert, ohne dass dieser es merkt, und die Verwicklung in der Partnerschaft wird noch größer.

Besonders schwierig ist der Umgang für den Partner mit selbstverletzendem Verhalten und Suizidalität. Oft werden Gefühle wie Mitleid und Hilflosigkeit beim Partner ausgelöst, aber auch Ärger und Wut sowie Verzweiflung.

Bei den Angehörigen und Partnern von Borderline-Patienten kommt es häufig zu dem Gefühl, für sämtliche Sorgen und Probleme in der Beziehung verantwortlich zu sein. Die Partner von Borderline-Patienten neigen dazu, die Verantwortung für das Hin und Her in der Beziehung zu übernehmen.

Die Angehörigen beziehen die widersprüchlichen Verhaltensweisen des Borderline-Patienten auf sich. Sie versuchen den Borderline-Betroffenen davon zu überzeugen, dass sie im Recht sind. Logischen Argumenten ist der Borderline-Patient jedoch nicht immer zugänglich.

Oftmals versuchen auch die Partner von Borderline-Patienten mit vermehrten Anstrengungen, das fehlende Vertrauen des Borderline-Patienten zu gewinnen, das erweist sich jedoch als ein »Windmühlenkampf«, den sie nur verlieren können.

In der irrigen Annahme, dass man, »wenn man wirklich liebt, sich alles gefallen lassen muss«, versuchen die Partner von Borderline-Patienten das ständige Hin und Her mitzumachen. Es kommt dann bei den Partnern zu dem Gefühl, sie müssten dem Borderline-Patienten alles verzeihen, sie müssten ihm nur Verständnis entgegenbringen und ihn bedingungslos akzeptieren, dann würde schon alles gut werden.

All diese Denkmuster von Partnern sind verständlich, jedoch für den Borderline-Patienten und für die Beziehung zu ihm wenig hilfreich.

Wir werden nun auf mögliche Reaktionsweisen von Angehörigen von Borderline-Patienten eingehen, die sinnvoll sind.

Welche Möglichkeiten hat der Partner oder Angehörige auf die Borderline-Verhaltensweisen zu reagieren?

Die wohl für alle Beteiligten wichtigste Maßnahme ist, dass der Partner ausreichend *Grenzen setzt*. Es ist notwendig, dass dieser seine eigenen Grenzen kennt und seine eigenen Bedürfnisse und Ansprüche wahrnimmt. Die Grenze ist erforderlich, um nicht in dem Hin und Her in der Beziehung zum Borderline-Patieten sein eigenes Selbst zu verlieren. Wichtig ist, die Grenzen rechtzeitig zu setzen und nicht erst, wenn der Borderline-Patient gefährlich wütend wird oder aber in der Angst vor dem Verlassenwerden kontrollierend und einschränkend agiert.

Der Partner muss sich auch durch Grenzsetzung schützen, um nicht in der Entwertung durch den Borderline-Patienten verletzt zu werden. Selbstaufopferung ist für keinen der Beteiligten hilfreich. Unter Umständen gelingt dies dem Partner nur mit Hilfe einer Psychotherapie, eventuell auch einer Paartherapie.

Aufdecken der gegenseitigen Verstrickungen, Erkennen der für die Borderline-Patienten spezifischen Abwehrmechanismen und Aufzeigen von den jeweiligen individuellen Grenzen, auch der Belastungsfähigkeit, sind erforderlich. Dabei ist es hilfreich, die Verantwortung für die Beziehung beiden zu gleichen Teilen zuzuschreiben.

In vielen Streitereien und Diskussionen wird viel Zeit darauf verwendet, wer im Recht ist, wer »normale« Gefühle und Wünsche hat. Es geht dann oft um die »Wahrheit« und es wird so getan, als gäbe es nur eine Wahrheit oder Wirklichkeit.

Ein jeder hat in der Beziehung die Aufgabe, seine Gedanken und Gefühle klar zu äußern und entsprechende Entscheidungen für sich zu fällen. Es geht nicht darum, den Anderen von seiner eigenen Meinung und von seinen eigenen Gefühlen oder Wünschen zu überzeugen. Die Illusion, den Anderen verändern oder steuern zu können, ist aufzugeben. Ein jeder hat lediglich die Macht, sich selbst zu verändern.

Hilfreich kann auch sein, auf Widersprüche hinzuweisen: »Gestern hast du mir vorgeworfen, ich bin zu viel bei dir und enge dich ein. Heute wirfst du mir vor, ich bin zu wenig bei dir und lasse dich allein. Ich weiß nicht, wie ich es dir recht machen kann.« Am besten folgt dann eine klare eigene Position: »Mir entspricht es im Moment, dich jeden zweiten Tag für drei Stunden zu besuchen und das Wochenende mit dir zu gestalten« – leichter gesagt als getan.

Grundsätzliche Regeln, wie beispielsweise einander zuhören, den Anderen aussprechen zu lassen, respektvoll und höflich miteinander umzugehen, dem Anderen eine eigene Meinung und Gefühle zuzustehen, Schuldzuweisungen zu vermeiden und die Akzeptanz, ohne jegliche Misshandlungen miteinander umzugehen, sollte die Basis des Miteinanders sein.

Strategien, Wut und Kritik zu entschärfen, sind: ohne Konfrontation und Voreingenommenheit dem Anderen zu begegnen, bemüht zu sein, aktiv zuzuhören und Fragen zu stellen, was der jeweilige Andere sich als mögliche Lösungen für den Konflikt vorstellen kann.

Zu vermeiden ist, sich in Verteidigungsposition zu begeben, abzustreiten oder den Gegenangriff zu üben oder aber ganz den Rückzug anzutreten. All diese Verhaltensweisen würden den Konflikt zur Eskalation bringen.

Manchmal kann es hilfreich sein, in Zeiten, in denen ein gutes Einvernehmen besteht, sich für Krisenzeiten abzusprechen. So kann der Partner mit dem Borderline-Patienten besprechen, welche Maßnahmen zu treffen sind, beispielsweise bei Suizidalität oder selbstverletzendem Verhalten.

Hilfreich kann für den Partner bei Selbstverletzungen des Borderline-Patienten sein, dass er sich klar macht, dass nicht er damit gemeint ist und der Borderline-Patient professionelle Hilfe benötigt.

Insbesondere im Zusammenhang mit Suizidalität scheuen sich Partner und Angehörige meist, das Problem offen anzusprechen. Das ist jedoch erforderlich, der Angehörige sollte offen über seine Befürchtungen mit dem Borderline-Patienten sprechen.

Vorwürfe, Schuldzuweisungen oder Anklage sollten vermieden werden. Der Partner sollte immer auf professionelle Hilfe für den Borderline-Patienten bestehen. *Er ist nicht der Therapeut seines Partners.*

Ein häufiger Fehler – nicht nur in Beziehungen mit Borderline-Patienten – ist, dass von klärenden Partnergesprächen zu viel erwartet wird. Veränderungen sind nur in kleinen Schritten möglich. Voraussetzung dafür ist auf der einen Seite das Problembewusstsein, aber auch die Fähigkeit abzuwarten, bis die Erregung und starke Emotionalität abgeklungen sind. Manchmal muss auch, um das zu erreichen, eine Beziehungspause eingelegt werden oder wenigstens für einen Moment das Zimmer verlassen werden. Grundsätzlich gilt: Mit einem heftigen, erregten, schimpfenden, weinenden, wütenden, anklammernden Menschen lässt sich nicht gut klären und diskutieren. Da ist es besser, zunächst ruhig zuzuhören (»Ich höre«), und erst zu antworten, wenn der Partner sich wieder beruhigt hat.

Wie in anderen Beziehungen auch, gilt es in der Beziehung zwischen einem Partner und einem Borderline-Patienten, dass die Annahme, dass jemand, der einen liebt, auch alles verstehen und nachfühlen kann, aufgegeben wird. Dieses wortlose Verständnis gibt es – wenn überhaupt – in einer geglückten Kleinkind-Mutter-Beziehung. Beziehungen unter Erwachsenen – und ist die Liebe noch so groß – beinhalten immer Grenzen des Verstehenkönnens.

Die Borderline-Persönlichkeitsstörung ist eine über Jahre anhaltende Störung, die nur langsame Veränderungen zulässt, sich aber kontinuierlich bessern kann und keinesfalls unheilbar ist. Der Einbezug des Angehörigen in die Psychotherapie des Borderline-Patienten ist oft hilfreich. Für einige Angehörige kann zusätzlich eine eigene Psychotherapie eine weitere Stütze sein.

Die Hoffnung ist – und viele tragfähige Partnerschaften zeigen das –, dass sich viele Borderline-Beziehungen über Jahre hinweg stabilisieren. Zum einen geschieht das durch die Verbesserung der Borderline-Symptomatik bei Betroffenen, zum anderen durch die Erfahrung des Partners, dass die Borderline-Symptome sich nicht auf ihn beziehen und er sich nicht gekränkt oder verletzt fühlen muss und dass das Zurückweichen vor Nähe nicht eine Zurückweisung seiner Person bedeutet.

Hilfreiche Verhaltensweisen der Angehörigen

- rechtzeitige Grenzsetzung
- klare eigene Positionen
- Verantwortung teilen
- Gedanken und Gefühle klar äußern
- Vermeiden von Eskalationen
- Absprachen treffen für Krisensituationen

➪ Veränderungen sind nur in kleinen Schritten möglich!
➪ Grenzen des Verstehenkönnens akzeptieren!

Abbildung 9: Hilfreiche Verhaltensweisen von Angehörigen und Partnern

Gibt es Borderline-Störungen bei Kindern und Jugendlichen?

Die Frage, ob bereits im Kindes- und Jugendalter die Diagnose einer Borderline-Pesönlichkeitsstörung zu stellen ist, wird in der Fachliteratur unterschiedlich diskutiert. Grundsätzlich ist es schwierig, bei Kindern und Jugendlichen eine Persönlichkeitsstörung zu diagnostizieren, denn die Kindheit und Jugendzeit ist die Zeit, in der sich die Persönlichkeit erst einmal ausbildet. Viele behelfen sich dadurch, dass sie von *Borderline-Entwicklungsstörungen* sprechen.

Es ist bekannt, dass viele der typischen Borderline-Symptome bereits im jungen Alter auftreten können. Andererseits ist größte Vorsicht geboten, denn die verschiedensten Borderline-Symtpome sind auch bei anderen für das Kindes- und Jugendalter typischen Verhaltensauffälligkeiten möglich. So kann es leicht zu Verwechslungen mit der Aufmerksamkeitsdefizit-Hyperaktivitätsstörung (ADHS) kommen, bei der ebenfalls Stimmungslabiliät, emotionale Impulsivität, Unruhe, soziale Auffälligkeiten und Konflikte in der zwischenmenschlichen Interaktion auftreten. Auch Ängste, depressive Verstimmungen, Schlafstörungen, Einnässen, Einkoten oder Essstörungen sind häufige Symptome bei kinder- und jugendpsychiatrischen Auffälligkeiten, ohne dass diese spezifisch für Borderline-Störungen sind.

Gleichwohl finden sich ab dem Jugendalter bereits deutliche Hinweise, dass Borderline-Störungen vorkommen. Kontaktschwierigkeiten, extremer Wechsel zwischen Liebe und Hass gegenüber ein und derselben Person, Ängste, impulsives Verhalten, Wutausbrüche, depressives Zurückgezogensein und zeitweiliger Verlust des Realitätssinns mit über die Altersnorm ausgeprägten Phantasien treten mit mehr oder weniger starker Ausprägung und Stabilität auf. Gerade die Vielfalt und die Instabilität der Beschwerden lassen eher an eine Borderline-Entwicklungsstörung denken. Oftmals entscheidet aber erst der Verlauf und macht dann erst eine genaue diagnostische Zuordnung möglich.

Wie bereits ausgeführt, ist auch bei der Borderline-Störung in der Jugendzeit ein *multifaktorielles Geschehen* anzunehmen, wobei wissenschaftliche Untersuchungen hierzu rar sind.

Wann immer Verhaltensauffälligkeiten bei Kindern und Jugendlichen bestehen, die an eine Borderline-Entwicklungsstörung denken lassen, ist eine umfangreiche Therapie für den Betreffenden selbst und seine Familie nötig. Ansprechpartner sind kinder- und jugendpsychiatrische Institutsambulanzen oder niedergelassene Kinder- und Jugendpsychiater, Beratungsstellen und speziell ausgebildete Kinder- und Jugendlichenpsychotherapeuten. Psychotherapeutische Maßnahmen, wie sie bereits beschrieben worden sind, werden je nach Alter modifiziert bei Kindern und Jugendlichen eingesetzt (dialektisch-behaviorale Verhaltenstherapie, psychodynamisch orientierte Psychotherapie, Traumatherapie).

Grundsätzlich ist – wie bei allen kinder- und jugendpsychiatrischen Auffälligkeiten – immer der Einbezug der gesamten Familie, insbesondere der Eltern, erforderlich.

Literatur

Informationen für den Laien

Knuf, Andreas; Tilly, Christiane (2004): Borderline – das Selbsthilfebuch. Bonn.

Mason, Paul T.; Kreger, Randi (2004): Schluss mit dem Eiertanz. Ratgeber für Angehörige von Menschen mit Borderline. Bonn.

Niklewski, Günter; Riecke-Niklewski, Rose (2003): Leben mit einer Borderline-Störung. Ein Ratgeber für Betroffene und ihre Partner. Stuttgart.

Rahn, Ewald (2001): Borderline. Ratgeber für Betroffene und Angehörige. Bonn.

Fachliteratur

Berger, Mathias (2004): Psychische Erkrankungen. Klinik und Therapie. 2. Auflage. München u. Jena.

Dulz, Birger; Schneider, Angela (1995): Borderline-Störungen. Theorie und Therapie. Stuttgart u. New York.

Kernberg, Otto F.; Dulz, Birger; Sachsse, Ulrich (2001): Handbuch der Borderline-Störungen. Stuttgart.

Knölker, Ulrich; Mattejat, Fritz; Schulte-Markwort, Michael (2000): Kinder- und Jugendpsychiatrie und -psychotherapie. 2. Auflage. Bremen.

Möhlenkamp, Gerd (2004): Was ist eine Borderline-Störung? Göttingen.

Sachsse, Ulrich (2004): Traumazentrierte Psychotherapie. Stuttgart.

Zu Einzelsymptomen

Schäfer, Ulrike (2001): Depressionen im Erwachsenenalter. Ein kurzer Ratgeber für Betroffene und Angehörige. Bern.

Schäfer, Ulrike; Rüther, Eckart (2003): Tagebuch meiner Depression. Aktiv mit der Krankheit umgehen. Bern.

Schäfer, Ulrike; Rüther, Eckart (2004): Gut schlafen – fit am Tag: Ein Traum? Ein Ratgeber bei Schlafstörungen. Berlin.

Schäfer, Ulrike; Rüther, Eckart (2004): Im Auf und Ab der Gefühle – Manie und Depression – die bipolare affektive Störung. Ein Ratgeber. Berlin.

Schäfer, Ulrike; Rüther, Eckart (2004): Schizophrenie. Eine Krankheit – kein Unwort. Ein Ratgeber. Berlin.

Schäfer, Ulrike; Rüther, Eckart (2005): ADHS im Erwachsenenalter. Ein Ratgeber für Betroffene und Angehörige, Göttingen.

Schäfer, Ulrike; Rüther, Eckart (2005): Ängste – Schutz oder Qual? Angststörungen. Ein Ratgeber für Betroffene und Angehörige. Berlin.

Wir danken Frau Dipl.-Psych. Christine Unckel, Borderline-Unit der Psychiatrischen Universitätsklinik Kiel, für ihre kritische Lektüre des Manuskripts.

Die Autoren

Dr. med. Ulrike Schäfer arbeitet als Fachärztin für Neurologie, Psychiatrie, Kinder- und Jugendpsychiatrie und Psychotherapie in eigener Praxis in Göttingen.

Prof. Dr. med. Eckart Rüther, Nervenarzt, ist Direktor der Klinik und Poliklinik für Psychiatrie und Psychotherapie der Universität Göttingen.

Prof. Dr. Ulrich Sachsse, Arzt für Psychiatrie, Psychotherapie und Psychoanalyse, ist Oberarzt der Fachklinik für Psychiatrie und Psychotherapie am Niedersächsischen Landeskrankenhaus Göttingen und Honorarprofessor an der Universität Kassel.